Ground à luz

CARLA BETTIO MOYA

Ground à luz

acolhimento
na passagem
entre a vida
e a morte

Labrador

Coordenação editorial Pamela J. Oliveira
Assistência editorial Vanessa Nagayoshi, Leticia Oliveira
Direção de arte e capa Amanda Chagas
Projeto gráfico Vinicius Torquato e Amanda Chagas
Diagramação Nalu Rosa
Preparação de texto Bruna Del Valle
Revisão Lívia Lisbôa
Imagem do miolo Fanny Deltreggia
Imagem da capa Lucas Lopes

Dados Internacionais de Catalogação na Publicação (CIP)
Jéssica de Oliveira Molinari - CRB-8/9852

Moya, Carla Bettio

Ground à luz : acolhimento na passagem entre a vida e a morte / Carla Bettio Moya.
São Paulo : Labrador, 2025.
144 p.

ISBN 978-65-5625-932-1

1. Espiritualidade 2. Morte 3. Cuidados paliativos
4. Psicoterapia I. Título

25-3179 CDD 265

Índice para catálogo sistemático:
1. Espiritualidade

Labrador

Diretor-geral Daniel Pinsky
Rua Dr. José Elias, 520, sala 1
Alto da Lapa | 05083-030 | São Paulo | SP
contato@editoralabrador.com.br | (11) 3641-7446
editoralabrador.com.br

Introdução

Durante a vida vamos guardando sentimentos encharcados de emoções que não foram resolvidos ou expressados, nem sequer pesados, e que passam a ser parte de nós. Eles ficam acomodados, encouraçados.

"Couraça se refere ao padrão geral das tensões musculares crônicas do corpo. Elas são assim definidas pois servem para proteger as pessoas contra as experiências emocionais dolorosas e ameaçadoras."[1] Têm a função de escudo, o que nos protege das intercorrências da vida.

Wilhelm Reich nos trouxe todo o conhecimento da psicoterapia reichiana, da importância de compreender a leitura corporal, em que toda história vivenciada pela pessoa fica descrita em seu templo sagrado: o corpo.

Segundo Alexander Lowen, no livro *Alegria: a entrega ao corpo e à vida*, de 1910, "*Ground* é nossa base segura, o chão que nossos pés pisam com firmeza, o que nos dá sustentação". Pessoas conectadas com a sua realidade são consideradas como alguém "que tem os pés no chão", o que significa que elas sentem a conexão entre seus pés e a realidade, sobre o chão em que se apoiam.

Muitas situações nos fazem desanimar, entristecer, recuar ou até desistir de seguir em determinada direção.

---

1 LOWEN, Alexander. *Bioenergética*. São Paulo: Summus, 1982.

Isso ocorre por medo, insegurança e falta de uma estrutura mais segura interna, de acordo com a nutrição emocional que recebemos nos primeiros anos de vida. Desde a nossa gestação, somos nutridos ou desnutridos de amor, e isso pode nos acarretar várias couraças como mecanismos de defesa para sobrevivermos.

Fui uma menina tímida, observadora e sempre cuidadosa comigo, quase não fiquei doente, tinha muito medo de agulha e injeção, então tomava todas as precauções possíveis para não me machucar, mesmo sendo uma criança. Desde muito cedo fui aprendendo a enrijecer quando algo me assustava, a ponto do meu pediatra me segurar com uma mão só, e eu ficava durinha, em pé, sobre o suporte daquela mão. Assim, minha mãe conta que o pediatra dizia que eu seria uma bela bailarina quando crescesse.

Sou a primeira neta por parte dos meus avós paternos, primeira filha dos meus pais, tenho uma irmã mais nova que veio logo em seguida e um irmão quatro anos mais novo (o caçula de nós três). Minha avó paterna, Argentina, sempre foi minha maior referência de cuidado e disponibilidade amorosa.

Desde muito pequena, tenho memórias lindas com meus avós paternos, coisas do cotidiano salpicado com muito amor: as atividades rotineiras da casa, o cuidado com todas as coisas que são consideradas simples, que, no meu entendimento hoje, são essenciais para resgatar o sagrado em cada momento presente, coisas da presença, dos pequenos rituais do dia a dia.

É incrível como a maioria das pessoas vai perdendo essa capacidade de ser detalhista, de observar a riqueza presente da vida; depois, elas têm pouca qualidade naquilo que realizam, pois fazem as coisas de maneira superficial, sem estarem verdadeiramente presentes naquilo.

Ao colocarmos amor, na vida, passamos a apreciar tudo o que ela nos oferece e aprendemos a estar o tempo todo em estado de observador e aprendiz, pois nessa caminhada tem sempre algo que nos ensina. E isso foi minha avó que me ensinou, no tempo que foi possível e com muita habilidade.

Todas as fases do desenvolvimento humano são importantes, mas é na infância a solidificação do chão que se pisa a vida toda. A criança tem pureza no coração, tem olhos curiosos para apreciar tudo o que lhe é apresentado, com leveza e graça.

É com o nascimento de um bebê que se aprende a importância da rotina do cotidiano, como alimentação, cuidados de higiene, sonecas reparadoras e que favorecem o crescimento e o bom desenvolvimento.

Porém, ao chegar à fase adulta, a maioria das pessoas se distanciam da sua verdadeira essência, pois vão encouraçando as dores e enrijecendo para os enfrentamentos da vida.

Todos vivemos algo que nos abala, desestabiliza a nossa essência e impacta diretamente o nosso organismo. Pela abordagem da psicossomática, que estuda a relação entre mente e corpo, podemos compreender como os conflitos emocionais podem causar doenças físicas.

O descuido da saúde mental pode abrir espaço para doenças psíquicas, com possibilidade de progredir para sintomas físicos. A somatização é um processo em que pensamentos e sentimentos reprimidos e não expressos se manifestam no corpo.

O pulmão, por exemplo, é um órgão duplo, assim como os rins e as amídalas. Quando algum desses órgãos é afetado por alguma doença, podemos entender que existe aí um sinal de dificuldade no relacionamento, que está ligado ao outro. Esse órgão tem a função somática de resolver as questões de tristeza. Quando começa a chiar, posso entender isso como um choro de tristeza e que se faz necessário tentar relacioná-lo aos pensamentos e acontecimentos do momento para ajudar a escorrer os sentimentos.

Se não temos um pulmão mais independente, o que corresponde à função de respirar, podemos perder a nossa capacidade de expandir, e isso impactará todas as situações da nossa vida. Esse bloqueio gera um trauma, que provocará uma contração do corpo.

O trauma nos aprisiona, e quando uma casa está toda fechada, a luz não pode entrar. E onde não entra luz, não temos lucidez, discernimento. Então, o que eu gostaria de exemplificar aqui é que precisamos expandir o peito para ampliar a nossa consciência sobre o que sentimos e podermos chorar essas águas contidas.

No meu trabalho com as pessoas hospitalizadas, auxilio nessa abertura de sentimentos e sonhos que foram aprisionados mas que podem ser acolhidos por uma escuta sem julgamento e sem comparações.

Em frente à casa dos meus avós paternos havia uma estação ferroviária. Eu adorava ir até lá, acompanhada pelo meu avô, para ver o trem, com aquele barulho das rodas nos trilhos marcando a passagem e o apito estrondoso que sinalizava a sua chegada ou partida. E a segurança proporcionada pela presença do meu avô permitia que eu experimentasse aquelas emoções desconhecidas.

A necessidade de um apito em uma locomotiva existe porque os trens se movem em trilhos fixos e, portanto, são excepcionalmente suscetíveis a colisões. É impressionante como tudo aquilo me encantava. Eu e meu avô ficávamos ali, em silêncio, só contemplando todo aquele ritual. Tudo que nos chega apresenta antes um "apito", um sinal de alerta, mas muitas vezes nos encontra distraídos demais para observar.

Hoje tenho a consciência de que estava recebendo os instrumentos necessários para um trabalho futuro, de uma importância incalculável e tão necessário, que é ajudar as pessoas em seus rituais de passagens. Ele acontece entre a saúde e a doença, entre a alegria e a tristeza, entre a loucura e o equilíbrio, entre a vida e a morte, amenizando o sofrimento enfrentado em cada intercorrência, nesse imenso trilho da vida.

É possível potencializar a nossa força quando honramos quem nos ensinou algo na vida. Aprender é tomar a lição com integridade. Às vezes aprendemos muito mais com aqueles que, em sua sabedoria, souberam entregar amor em forma de palavras e exemplos.

Outras muitas vezes evoluímos com a "dor", que também nos faz visitar nossas resistências diante do desconhecido. Em qualquer caminho que a vida nos apresenta, se olharmos para o aprendizado, a solução se revela. Acolher o aprendizado é encontrar um espaço interno de receptividade, e a gratidão se faz presente como uma grande bênção.

Ao retornar do passeio na ferroviária, minha avó nos aguardava com o cheiro da comida sendo preparada para o jantar, momento em que sentávamos à mesa com alegria de estarmos juntos. Depois, assistíamos um pouco de televisão e ficávamos um tempo sentados na varanda da casa, contemplando o anoitecer, as pessoas que passavam pela calçada, o cheiro das rosas do jardim, que sempre estavam floridas e nos preparavam para o descanso do sono. Coisas tão simples, dentro de um cotidiano cheio de significados, que ficaram registradas na minha alma.

Em seu *Manual do luto*, o poeta, cronista e jornalista brasileiro Fabrício Carpinejar nos fala que a "bênção é um gesto de humildade de se agachar para o corpo diminuir e a alma crescer". Se repararmos que o sinal da cruz, na testa, é sempre recebido com os olhos fechados, podemos compreender que, para receber uma bênção, temos que estar conectados com o nosso interior.

Quando criança, eu adorava brincar com as bonecas. Eu tinha duas, uma era a "Chorinho" — uma bebê linda, de cabelos claros, enrolados, que chorava de verdade quando sugava a mamadeira; e a outra era a "Atchin"

— também uma bebezinha loirinha, mas miúda, que, ao apertar a barriguinha, espirrava.

É interessante pensar que minhas primeiras referências de cuidado, com minhas bonecas Chorinho e Atchin, eram com respeito às fragilidades do ser, pois todo bebê chora quando algo incomoda, seja a vontade de mamar, de dormir, de trocar as fraldas, de receber um colo... Assim também são as doenças, que nos aparecem como sinal de que algo precisa ser visto com mais atenção.

Talvez seja por isso que, hoje, ao me deparar com uma doença, seja um resfriado ou algo mais intenso, busco compreender o que ela tem a me dizer naquele momento. E as enfermidades sempre têm algo a nos mostrar para redirecionar a nossa rota e encontrar o caminho para a cura. Se não estivermos disponíveis para esse olhar mais atencioso e receptivo, não encontraremos possibilidade de ajudar ninguém — nem a nós mesmos.

Passava horas brincando com aquelas bonecas, cuidando das minhas "bebês". Sempre tive paixão por bebês e crianças. Sonhava em me casar, cuidar da minha casa, ter filhos... Ter filhos não foi possível, tentei por bastante tempo, à espera pelo "grande presente de Deus" — frase que a maioria das pessoas fazia questão de dizer ao mundo, quando elas recebiam a bênção de uma gravidez. "Tenha fé" que seu presente de Deus chegará na hora oportuna, um apelo muitas vezes bem-intencionado, mas cruel para quem sofre.

Assumir a vulnerabilidade exige muita coragem para trilhar por caminhos desconhecidos e incertos, porém é a única possibilidade de chegarmos à essência do ser humano. Enquanto as pessoas estiverem se defendendo das suas fraquezas, elas perderão força, ao passo que, reconhecendo as suas fragilidades, se tornarão mais fortes para o enfrentamento. Cada um está fazendo o que suporta, o que aguenta, e reconhecer isso é uma atitude de muita humanidade.

Muitas vezes me senti triste, incapaz e não merecedora dessa "bênção". Mas, como "os sonhos são ajustáveis" (como disse uma querida paciente, Frida, que conviveu com vários reajustes de seus sonhos durante sua vida e com o tratamento de câncer), fui redirecionando as minhas rotas e os meus objetivos ao longo da jornada até o presente momento.

Eu realmente não tive um ou dois presentes divinos, como filhos, tive uma extensão muito maior dessa maternagem. Hoje, como adulta, tenho a possibilidade de cuidar de muitas pessoas, auxiliando nos trechos mais delicados de cada uma das passagens — esses trilhos percorridos entre o nascer e morrer.

Minha avó era uma mulher muito sábia, embora não soubesse ler e escrever até os 60 anos. Ela era impecável com a extensão do seu olhar amoroso, ninguém passava despercebido por ela. Ela conhecia as pessoas só de olhar: se estavam bem, tristes, assustadas, amedrontadas, atordoadas... e tinha sempre uma maneira de ajudar a aquietar aquele sentimento.

Ela era benzedeira, curava as enfermidades das pessoas com as suas rezas, embora meu avô não gostasse que ela se ocupasse com sofrimento e solicitações das pessoas. E ela ia dando um jeito em tudo com uma maestria surpreendente.

Eu ficava encantada com a maneira como minha avó auxiliava as pessoas com simplicidade, ela nunca estava agitada, sempre com uma paz que inundava todo o ambiente. Por muitas vezes ela tentou me ensinar aquela oração que utilizava para benzer as pessoas, e eu achei que não tinha conseguido aprender, pois a pronúncia das palavras era difícil para mim, naquela época, quando criança.

Ela me ensinou a encontrar o sagrado em todos os lugares. Dizia assim: "Se aquiete, escute o seu coração". Esse é o mantra que eu acesso sempre que necessário, é uma das pistas de amor que ela me deixou e que traz a maior riqueza, sendo reafirmada por vários outros mestres que encontrei nesses trilhos da vida.

Precisei percorrer vários outros caminhos de aprendizados para adquirir mais conhecimento teórico e amadurecimento pessoal e emocional e poder utilizar todos aqueles ensinamentos que ela me ofereceu, além de afinar os instrumentos adquiridos.

Quando a pessoa encontra o seu lugar no Universo significa que o que ela faz é bom para si e para o todo. À medida que vai caminhando, a natureza vai trazendo mais instrumentos. E isso, Carl Gustav Jung, o fundador da psicologia analítica, chamava de sincronicidade. Se você está desafinado (desatento, distraído), ninguém vai te dar mais instrumentos nessa orquestra.

Se você vai recebendo mais instrumentos é porque está afinado (concentrado, consciente). E se você está consciente da sua responsabilidade, fazendo um bom uso dos instrumentos recebidos, a natureza se compromete em potencializá-los cada vez mais.

Somos como postos de enriquecimentos dos dons da vida. Ela nos dá situações e pessoas, não para retermos com medo de perdê-las, mas para que possamos enriquecê-las, potencializá-las com os nossos instrumentos.

As pessoas e situações passam por nós para serem enriquecidas, ou seja, para que possamos entregar o nosso potencial mais precioso e deixá-las seguir o curso natural da vida. E saírem melhores do nosso encontro. Amar é deixar seguir, por mais que a presença tenha sido muito importante.

Quando prestei os vestibulares para entrar na faculdade, minha primeira opção seria medicina: gostaria de ser pediatra e ajudar os bebês a nascerem e cuidar da saúde deles. Mas eu tinha muito medo de tudo que estava relacionado a doença e exames, procedimentos, sangue...

Minha segunda opção foi psicologia, pela possibilidade de auxiliar no sofrimento das pessoas. Nessa ocasião, já questionava bastante a tristeza, a exclusão, a solidão, a timidez, o medo e a baixa autoestima.

Iniciei a faculdade de psicologia em Bauru, na Universidade Sagrado Coração, onde cursei por dois anos. Eu adorava aquele lugar, os professores, as amigas que construí no decorrer desse período. Mas, por ser uma faculdade particular, meu pai vivia reclamando que o custo era alto, estava ficando difícil...

Então, guardei todos aqueles sentimentos de entusiasmo e alegria por aquela faculdade e tudo que ela estava me oferecendo e prestei transferência para a Unesp em Assis, onde fui aprovada.

Em seguida, entrei na pós-graduação em psicoterapia neo-reichiana, onde cada um é compreendido como um todo. Durante a faculdade, passei por duas psicanalistas em análise, que me deram o suporte para o meu autoconhecimento.

Depois, segui com outra psicoterapeuta da bioenergética, algo que fez toda diferença para minha formação. Não é possível você ajudar uma pessoa a fazer mergulhos mais profundos, em águas desconhecidas, sem nunca ter se aventurado nelas.

Fiz a formação em análise bioenergética, que foi, como eu disse, um divisor de águas na minha vida profissional. Tive o enorme privilégio de aprender, com grandes mestres locais e internacionais, como compreender as dores que foram sendo encouraçadas durante a vida, descritas no corpo — e as técnicas para dissolvê-las com suporte adequado e respeitoso à história de cada um.

Ajudei muitas pacientes a engravidarem, muitos bebês a chegarem nesse mundo. E fico muito grata por este imenso privilégio. Auxiliei muitos pais a se reconstruírem como pessoas e se tornarem melhores para seus filhos. E acompanhei muitas mães que perderam seus bebês durante a gestação ou logo após o nascimento deles.

Quando iniciei o trabalho de apoio espiritual no Hospital das Clínicas de Ribeirão Preto, eu queria conhecer como era realizado o atendimento com os pacientes em cuidados paliativos. Tinha assistido ao TEDx da Dra. Ana Cláudia Quintana Arantes, médica, geriatra e referência em cuidados paliativos, e meu coração foi em busca de mais um aprendizado sobre o melhor cuidar.

Logo que dei início ao trabalho de apoio espiritual aos pacientes hospitalizados, fui observando que a oportunidade era muito mais abrangente do que apenas fazer uma oração no leito com o intuito de trazer conforto e esperança para aquelas pessoas que enfrentavam dolorosas situações de adoecimento.

Eu fazia parte de um grupo grande de pessoas que se disponibilizavam voluntariamente para ajudar a amenizar o sofrimento de quem estava hospitalizado. Éramos apresentados a todos os andares do hospital para escolhermos um ou dois andares e prestarmos esse apoio.

Todos nós passamos pelo Curso de Capacitação da Rede de Apoio Espiritual de Ribeirão Preto, coordenada pela Prof. Dra. Catalina Camas Cabrera, psiquiatra do Hospital das Clínicas da cidade, para darmos início ao trabalho de mensageiros da luz. É um belo trabalho que abrange muitos hospitais de Ribeirão, auxiliando muita gente e suas famílias em situações que acontecem dentro de um hospital.

Paralelamente ao trabalho de apoio no HC de Ribeirão Preto, também iniciei o apoio no Hospital Estadual de Ribeirão, igualmente ligado à FAEPA, Fundação de Apoio ao Ensino, Pesquisa e Assistência do Hospital das Clínicas da

Faculdade de Medicina de Ribeirão Preto da Universidade de São Paulo. Este hospital é referência, na cidade, no tratamento em cuidados paliativos.

As pessoas que se deparam com uma doença grave, sem perspectiva de cura, acabam entrando em contato com questões muito profundas da existência humana, relacionadas à espiritualidade.

A religiosidade pode ser uma ferramenta muito boa e eficaz, mas, quando mal utilizada, pode ser agressiva e até mesmo perversa, como na já conhecida fala: "Se você tiver fé, você será curado". E, se a pessoa não consegue esse milagre que foi pregado, é sinal de que não teve fé o suficiente ou não foi merecedora dessa bênção?

Penso na espiritualidade como um eixo que faz com que eu tenha movimento na relação comigo, com a minha vida, nas minhas relações com o outro, com a comunidade, com a natureza e com o que é sagrado para mim.

Muitas vezes, a dor espiritual não está pautada na religião. Esse vazio da dor espiritual é muito mais profundo, é uma quebra de valores e significados. O mais importante para o paciente é ter alguém que se disponibilize para uma escuta sem julgamento e sem pregações. E ajudá-lo a reconhecer o que é importante para ele, podendo se reconciliar com o sagrado na vida da pessoa.

Eu entendo a fé como uma entrega. Se temos fé em Deus, e fé que Ele fará o melhor por nós, não importa o que aconteça, teremos a certeza de que foi o melhor que poderia acontecer para o nosso aprendizado e desenvolvimento.

Não importa qual é a nossa religião, não importa se acreditamos ou não em Deus. Se nossa espiritualidade estiver sobre uma base de amor, se os caminhos que escolhemos forem vivenciados, e não apenas conceituados, eles serão os que foram possíveis de serem trilhados por nós e dará tudo certo, sempre.

Como afirma Elisabeth Kübler-Ross, psiquiatra suíça, renomada pelo seu trabalho pioneiro em estudos de quase-morte, "a última lição que todos nós temos que aprender é o amor incondicional, que inclui não apenas os outros, mas também a todos nós".

O medo se torna impossível de ser enfrentado quando é alimentado, pois fica muito maior. E, quanto mais nos afastamos da possibilidade de acessar esse medo, maior ele se transforma. Se, ao contrário, nós olhamos de frente para o medo, ele diminui de tamanho e percebemos que temos a capacidade de enfrentá-lo.

Nessa jornada de aprendizado, sempre olhei para as pessoas, como para todos os pacientes que encontrei, com muita admiração e respeito pela imensa coragem de estarem enfrentando toda aquela situação. E eles retribuíram com a disponibilidade e permissão para eu adentrar no seu território mais sagrado: a fragilidade.

Mais uma especialização na minha jornada se fez necessária e possível: fiz parte da primeira turma de Formação e Aprimoramento em Cuidados Paliativos pela Faculdade de Medicina de Ribeirão Preto da Universidade de São Paulo, que acrescentou conhecimento à minha capacidade de cuidado.

> Cuidados Paliativos consistem na assistência, promovida por uma equipe multidisciplinar, que objetiva a melhora na qualidade de vida do paciente e de seus familiares diante de uma doença que ameace a vida, por meio da prevenção e do alívio do sofrimento, da identificação precoce, avaliação impecável e tratamento de dor e demais sintomas físicos, sociais, psicológicos e espirituais. (Organização Mundial da Saúde – OMS)

São camadas extra de conforto, oferecidas aos pacientes que recebem um diagnóstico de uma doença grave e sem perspectiva de cura. Um "apito", anunciando que uma avalanche os aguarda pela frente e serão necessários muitos suportes para esse enfrentamento. As doenças se repetem, mas o sofrimento é único.

Esses são momentos de muita dor, tanto para a pessoa que se depara com o adoecimento quanto aos familiares que a acompanham. Ter a presença de alguém que escute com amorosidade nesses trechos mais críticos pode trazer muito conforto pelo fato de ele estar sendo visto dentro da sua real necessidade.

É mostrar que é possível encontrar leveza e graça nos momentos de partida, desde que a pessoa se disponibilize a olhar para toda sua história, vivenciada até aquele momento, com gratidão por cada trecho percorrido, tanto os mais alegres quanto os mais difíceis, e reconhecer que conseguiu cumprir o compromisso assumido de ter sido o melhor de si mesmo.

Encontrar a confiança que as pessoas à sua volta vão ficar bem sem a sua presença física traz muita tranquilidade para os sentimentos acumulados e despertos nesse momento. O mais comum na despedida é a insegurança do desconhecido.

E para se entregar a essa complexa experiência de chegar ao ponto final de toda a sua vida é de fundamental importância a companhia de alguém que lhe transmita segurança e serenidade no processo.

Espero que esse meu primeiro filho, que foi gestado com tanto amor, consiga trilhar e alcançar caminhos ao encontro de quem mais precisa de amparo e acolhimento. E que possa fertilizar e reanimar muitos corações de luz.

Quando olho para essa trajetória, vejo uma pequena menina correr apressada, cortando o horizonte com a urgência de conhecer o mundo, e que vivia sonhando em cima do pé de jabuticaba e um imenso varal, no quintal da casa dos avós paternos.

Levava consigo, em seu corpo leve, pequenas porções de pesados e infinitos sentimentos. Em algumas paradas à beira de uma mina d'água ou de um riacho, tirava as sandálias, permitindo que aquele solo com pedregulhos machucasse os seus pés.

Sentia o vento no rosto e lembrava quanto custou chorar aquelas águas e o quanto era preciso recomeçar. Mesmo insegura, trêmula, retirava de dentro do seu coração, com manejo infantil e maturidade de uma adulta, cada triste realidade que a vida amarrotou e precisava ser resolvida.

Segurava cada uma com firmeza e mergulhava, naquelas lágrimas, uma a uma, as tristezas que guardou ao longo daquela pequena existência. Apareceram até as palavras que arranharam o brilho da sua infância, o peso que aquele pequeno corpo sofrera e a solidão que sentia.

Lembrou-se da maior dificuldade que enfrentou no dia que precisou se despedir da sua avó Argentina, em seu leito hospitalar. Por amor a ela, a entregou a Deus com o pedido de que ela não sofresse mais aquelas dores.

E foi aprendendo a retirar cada sentimento, ainda pingando e encharcado, juntando cada um em seus braços e correndo em direção àquele varal. Pendurava cada um com delicadeza e com o semblante cansado, apenas observando suas esperanças se movimentarem naquele fio do tenso e intenso varal.

Ali eu fui aprendendo a colocar os meus sentimentos, pois eles jamais secariam se continuassem amontoados dentro do meu peito. Assim, vou auxiliando outras pessoas a colocarem as suas dores no varal para as lágrimas escorrerem, para que elas possam reanimar, reaprender, relembrar, ressignificar e, por fim, recomeçar com menos carga.

José Bettio

A primeira experiência da morte que pude vivenciar foi com o meu avô paterno.

José vem do hebraico e é a nossa versão do italiano Giuseppe, que significa descobridor das coisas ocultas, aquele que sempre nos acrescenta algo importante. Tenha carinho por todo José, deixe que ele cochile em paz, pois ele pode saber o que ninguém mais sabe!

Ele foi um homem de poucas palavras, mas sempre esteve muito presente em minha vida. É meu padrinho de batismo e eu sou a sua primeira neta a chegar nesta família.

Era agricultor e plantava café, talvez venha daí minha adoração por essa bebida. Ele me levava ao sítio para passear, com sua Kombi branca e na companhia também da minha avó. No percurso, nas estradinhas de terra, nos balanços divertidos do carro, na parada obrigatória na mina d'água para nos abastecermos e refrescarmos.

No sítio, chegávamos na casa do Leonor e da Mercedes, irmão do meu avô e sua cunhada. Sempre éramos recebidos com alegria, com um cafezinho coado na hora e um pão feito pelas mãos habilidosas da Mercedes. São memórias deliciosas que permanecem registradas na minha alma.

Eu adorava ficar na casa dos meus avós paternos, tinha um interesse ingênuo em aprender com eles, nos detalhes daquela vida simples, mas cheia de significado. Me encantava toda aquela rotina, pois eles tinham um capricho por cada atividade desenvolvida que me surpreendia.

Meu avô, ao acordar, fazia a barba todas as manhãs. Utilizava a espuma branca e a lâmina de navalha, e eu ficava ali ao lado, sem piscar, observando aquele movimento cuidadoso e preciso. E minha avó, ao escutar os passos dele em direção à cozinha, já batia o leite morno da maneira que ele gostava.

Eu os acompanhava ao mercado, na feira e nas visitas que faziam para os parentes e filhos. Achava aquela vida perfeita! Aos meus olhos, os dias eram perfeitos, pois tudo que eles faziam era baseado no que acreditavam ser o melhor deles.

Meu avô ficava horas sentado na cadeira, contemplando a natureza, os carros e pessoas que passavam pela frente da casa, que o cumprimentavam. Me lembro de todas as vezes que chegávamos de viagem e ele nos aguardava no portão, para já abrir e nos acompanhar desde a chegada. Eles sempre estavam presentes com o seu melhor em cada ato de suas existências.

O ritual da preparação do nhoque para o almoço de domingo com a família é um dos momentos que mais amo lembrar. Minha avó iniciava a preparação da massa bem cedo, deixava descansar um pouco, depois, na mesa da cozinha, espalhava farinha pela superfície e começava a enrolar e cortar, sempre com o capricho de todos os pedacinhos serem quase do mesmo tamanho. Aí o meu avô passava cada um desses pedacinhos do nhoque no lado avesso de um ralo de queijo, eles saíam furadinhos por fora e com um espaço do lado de dentro que era preenchido com o molho, quando pronto para servir.

Os netos, filhos e noras ficavam só admirando tamanho espetáculo, em profundo silêncio. Era um momento muito sagrado para todos nós, havia a demonstração do respeito pelos mais velhos, pela preparação dos alimentos e pela importância da confraternização familiar, que eles nos ensinaram com muita perfeição.

Tinha um pé de jabuticaba no quintal da casa deles, e meu avô fez uma escalada para subirmos com uma caixa de concreto. Colocou um suporte entre os galhos para que eu pudesse ficar sentada e me deliciando, ao chupar aqueles frutos sempre abundantes.

Outro gesto carinhoso do meu avô era na Páscoa. Ele fazia questão de comprar ovos de chocolate, eram pequenos, mas todos iguais, e esconder no quintal para todos os oito netos vivos (tem uma que nasceu e morreu, seriam nove netos, mas ela ainda vive no coração de todos nós). Era uma festa para todos, aguardávamos aquela ocasião e depois nos deliciávamos com aquele amor dele por nós.

O que seria a virtude, nesse contexto? Do dia de hoje, dadas as limitações que eu tenho, nesse momento, qual é a maior proximidade que eu posso ter desse ideal da minha vida como um todo? Você vai ter um dia excelente, no dia de hoje, quando você entrega o melhor que pode fazer nesse momento.

O interessante é que, quando praticamos as virtudes, elas vão se aperfeiçoando. E, se eu exerço mais bondade, mais generosidade, mais amor, amanhã eu tenderei a ter ainda mais e será um dia ainda mais sublime diante daquilo que eu posso fazer. Nisso, eles foram mestres ao me ensinar, com a sua imensa sabedoria dia a dia.

"Pelas vossas obras, vos conhecereis." É o que diz a Bíblia, e não os seus títulos. Observe como é o dia de uma pessoa, preste atenção a como ela vive e aí você vai entender se tem ou não alguma coisa a aprender com essa pessoa.

Quando o meu avô adoeceu, foi uma enorme surpresa para todos nós, porque ele sempre foi saudável, nunca havia ficado doente antes. Tinha um corpo esguio, era de uma estrutura corporal rígida, acredito que teve o mesmo peso a vida inteira. Era muito ágil, talvez pela prática na lavoura. Se sentava, levantava, agachava, subia em árvore para colher os frutos...

Ele teve câncer no pulmão e metástase nos ossos. Ele fez tratamento com radioterapia em Marília. Eu já estava na faculdade e o acompanhava nas consultas e exames. Ele não sabia o que tinha, naquela época era proibido até falar "naquela doença". E penso que ele sempre soube, mas ninguém falava sobre o assunto. Havia o círculo do silêncio.

Esse círculo do silêncio acontece geralmente entre os familiares e o médico, com a intenção de proteger o paciente daquela situação, pois acreditam que a pessoa não vai dar conta de suportar aquela realidade. Ou o próprio paciente pede para não contar nada para os filhos ou a esposa, considerando que será muito difícil de suportar a dor. Mas, por mais que essa dor não seja expressa, o silêncio continua lá, gritando, e está dizendo que algo muito complicado está acontecendo.

Minha avó estava sempre junto e com muita fé de que tudo seguiria bem, mas até ela não tinha a dimensão da gravidade do caso. O percurso dele nesse processo não foi longo, pois, com as radioterapias, ele ficou bastante debilitado.

Ele comentou que no lugar que fazia o tratamento tinha muita gente com "aquela doença". Ele observava e será que, em algum lugar, tinha a consciência da sua verdadeira realidade? Ao escutar, eu ficava refletindo se era a melhor maneira de enfrentar aquela situação, mas ainda não tinha o conhecimento que tenho hoje sobre os cuidados paliativos e a importância no enfrentamento de uma doença grave e sem perspectiva de cura.

O dia que eu realmente compreendi que meu avô estava partindo foi em uma internação dele. Ao entrar no quarto para visitá-lo, ele estava sentado na cama com um boné na cabeça e, ao me ver entrar, disse: "Olha, Carlinha, estou ficando careca". Foi uma maneira de me sinalizar que ele já sabia que estava chegando ao final. Meu coração apertou e entendi o sinal de que eu precisava aproveitar o máximo de cada segundo ao lado dele e que não queria mais vê-lo naquele sofrimento.

A partir daquele momento, fui pedindo, em orações, orientada pela minha avó, que Deus proporcionasse o melhor para ele. E assim foi. Logo após essa internação, ele voltou para uma consulta em Marília. Durante a consulta, o médico disse que ele estava curado, que ele poderia voltar para uma vida normal. Meu pai o acompanhava e disse que meu avô ficou todo feliz, e perguntou: "Doutor, será que eu posso tomar uma cerveja?". Ele queria comemorar com o filho que o acompanhava e o neto Marcelo. E o médico respondeu que sim, claro!

Ao sair do consultório, meu pai ficou para trás e olhou para o médico com a pergunta: "Verdade?". O médico olhou com tristeza, balançou a cabeça no sentido de "não". O meu pai relatou que, naquele momento, lhe faltou o chão, não sabia como faria para lidar com aquela constatação sem nenhum auxílio.

Mas, como a espiritualidade tudo ampara e assiste, meu irmão Marcelo, mais jovem e divertido, e não sabendo de nada do ocorrido, diluiu aquela situação na estrada de volta a Penápolis. E um novo amanhecer aconteceu.

"Ver o dia nascendo é um espetáculo sem igual", diz Lúcia Helena Galvão, professora e filósofa brasileira.

> A natureza fica eufórica porque o sol está chegando. Parece que todo mundo sabe que está acontecendo algo extraordinário, menos a gente. Demonstra que só

aquele que está tão embotado mentalmente de tanta coisa inútil deixou de perceber que toda manhã é um espetáculo.

É como se a vida voltasse a confiar em você, apresentando uma nova possibilidade de reescrever sua vida naquele dia, com a maestria que você puder.[2]

Levanta cedo, logo que tenhas despertado, sem ficar deitado indolentemente na cama, meio sonolento e meio desperto.
Então, reza com fervor pedindo para que toda a humanidade possa ser regenerada espiritualmente, que aqueles que estão lutando no caminho da verdade possam ser encorajados por tuas preces, que trabalhem com mais ardor e que obtenham sucesso, e que tu possas ser fortalecido e não ceder às seduções dos sentidos.[3]

Quando nós delimitamos e consagramos uma situação, somos dotados de uma potência maior da nossa energia. E eu comecei a prestar mais atenção nos detalhes de cada

---

2 GALVÃO, Lúcia Helena. *Comentários do filme "Dias Perfeitos" - Como viver um dia feliz*. 1 vídeo de 59'23", publicado no canal do Youtube da Nova Acrópole Brasil em 7 jul. 2024. Disponível em: https://www.youtube.com/watch?v=UbZJqwYrGcY. Acesso em: 30 jun. 2025.

3 "Oração pela Humanidade", da escritora russa Helena Pretovna Blavatsky, parte do livro *Ocultismo Prático*, citado pela professora Lúcia Helena Galvão, aos 11'47" de sua palestra "Como viver um dia feliz". Disponível em: https://www.youtube.com/watch?v=UbZJqwYrGcY. Acesso em: 30 jun. 2025.

dia do meu avô, como estava se alimentando, o que o fazia se sentir mais tranquilo, o que tirava um sorriso dele, como se deitava para tirar um cochilo, de barriga para baixo e com as pernas que pendiam sobre o tronco, de tão leves e cansadas que estavam.

Todas essas observações foram preparando o meu coração para permitir a sua partida, pois percebi o quanto estava sofrido, para ele, continuar a persistir naquele enfrentamento; ele já não encontrava mais força.

Foi um período em que eu pude estar mais perto e me despedindo aos poucos... Na sua última internação, na Santa Casa de Dracena, ele já estava bem mal e com bastante desconforto respiratório, nós fomos avisados para estarmos mais próximos naquele momento.

Ele faleceu no amanhecer do dia seguinte ao qual chegamos, eu ainda estava dormindo na casa dos meus tios quando acordei com o telefone tocando e já senti que meu avô tinha partido para a sua travessia de volta. Os seus batimentos cardíacos foram diminuindo, e como um passarinho, partiu.

A minha avó era uma mulher muito sábia e a serviço da luz, hoje tenho absoluta certeza disso. Ela soube responder à vida de forma humana, em cada trecho. E deixou um rastro de disponibilidade amorosa por onde passou. Com esse jeito doce e sereno, foi acalmando a todos, apesar da tristeza desta despedida. E essa memória ficou registrada em mim: na morte, a dor pode ser salpicada de beleza.

Letícia*

Uma mulher madura, com os olhos angustiados pela avalanche que começou a se apresentar.

Estava com dores bem intensas na região abdominal já fazia algum tempo, mas não tinha plano de saúde e o agendamento para passar por um médico ginecologista era para três meses. As pessoas vão se distraindo dos cuidados consigo para cuidar da casa, do filho, do marido, do trabalho.

Uma das filhas do seu marido, vendo aquele sofrimento, disparou um movimento para ajudá-la, na tentativa de conseguir uma consulta e passar por exames mais rápido, pois seu único filho ficou tão atordoado que não conseguiu ajudar nesta condução.

No posto de saúde da cidade, conseguiu um pedido de exame de imagem e fez no particular. Isso agilizou o diagnóstico: câncer, com metástase em muitas outras partes do corpo. Sinal de urgência!

---

* Nome fictício.

A outra filha do marido, que é da área da saúde, conseguiu uma consulta no dia seguinte ao do resultado do exame, no Hospital das Clínicas de Ribeirão Preto. Era tão grave que já ficou internada com a indicação de cirurgia urgente.

Nesses casos, tudo acontece tão inesperadamente que a pessoa não encontra possibilidade de compreender o que está se apresentando diante dos seus olhos. Não teve tempo para se organizar, inclusive de pegar uma troca de roupas e absorvente, algo que também lhe proporcionou constrangimento.

A Letícia veio acompanhada pela vizinha, porque o marido tinha uma cirurgia agendada para o mesmo dia em outra cidade e o filho deles foi acompanhá-lo. É como um impasse, onde a pessoa se sente ainda mais desamparada de tudo aquilo que considera conhecido.

A situação da Letícia era delicada, e necessitava de um olhar mais atencioso por parte de quem se aproximava dela, seja a equipe de enfermagem ou outros profissionais da saúde. Nesses casos, alguém com conhecimento em cuidados paliativos consegue minimizar o sofrimento.

O filho conseguiu vir algumas vezes antes da cirurgia dela, o que foi bastante providencial para os últimos encontros de despedida, pois, durante o procedimento, ela teve algumas complicações e precisou ser intubada, necessitando de cuidados intensivos.

Antes de entrar na cirurgia, a Letícia também enviou uma mensagem de agradecimento pela ajuda que a enteada deu a ela. Foi muito emocionante para a enteada, pois não tinha uma relação de proximidade com ela, com o irmão e com o pai há mais de quinze anos.

Como é interessante a função da doença, que muitas vezes passa despercebida e que é sempre um caminho em direção à cura. E eu não me refiro só à cura da própria doença, mas de outras "dores e sofrimentos" que ficaram enraizadas em cada uma dessas pessoas envolvidas.

Letícia faleceu vinte dias após o diagnóstico e a internação. Descansou do sofrimento vivenciado nos últimos tempos, mas conseguiu promover uma reaproximação de seus familiares.

A lembrança que ela deixou registrada no coração dos seus amados foi muito intensa e, ao mesmo tempo, de muita leveza. As pessoas ficaram tristes, mas também tiveram abertura para novos encontros amorosos e restauradores.

O acolhimento se fez mais necessário para os familiares, pois a Letícia teve uma breve permanência na consciência daquela adversidade, mas foi extremamente corajosa em costurar as dores que ficaram acumuladas durante muitos anos e foi possível reconhecê-las na proximidade de sua morte.

Dona Ivete

Uma senhorinha com as bochechas mais rosadinhas que já conheci.

Com 91 anos, Dona Ivete deu entrada na internação com vômitos e mal-estar, algo raro para aquela senhora que, segundo a filha, não reclamava de nada. Ela vem de tratamento de câncer no pulmão há oito anos, mas só nos últimos tempos tem ficado mais dentro de casa, sem as atividades de que sempre gostou.

Adorava mexer com plantas, plantava várias espécies de flores no canteiro de sua casa, onde mora com a filha, sua maior companheira desde sempre. Fazia hidroginástica próximo da casa dela, participava de algumas atividades da prefeitura voltadas para a terceira idade e, sempre que tinha oportunidade, viajava para passear.

Ajudou a cuidar do sobrinho, das sobrinhas-netas e sempre teve disponibilidade para cozinhar e convidar as pessoas para saborear suas delícias.

A filha já cuidava dela em casa, mas, mesmo com as limitações relacionadas à progressão da doença, reagia com muita gratidão a todos os cuidados direcionados a ela. As internações ficaram mais frequentes, gerando a insegurança e o medo em sua filha e cuidadora.

A primeira visita que fiz para Dona Ivete aconteceu logo no dia em que foi internada. Elas ainda não conheciam aquele hospital, mas a filha comentou que estava impressionada com a diferença em relação aos outros locais que a mãe tinha passado por atendimento. Ela disse: "Aqui os profissionais são delicados, todos eles, nunca tinham encontrado pessoas que realmente se importam com o que a minha mãe está sentindo".

A Marta comentou que, quando o médico fez o encaminhamento para cuidados paliativos, ela ficou com receio, pois ele disse: "Não temos mais nada para fazer no caso da sua mãe!", mas, ao chegar, ficou mais tranquila, parece que chegaram a um paraíso.

Que pena essa falta de conhecimento e essa tamanha indelicadeza com a dor do outro! As pessoas deveriam se calar em vez de falar bobagem.

Eu disse à filha para não se preocupar, acalmei o seu coração, explicando que cuidados paliativos são uma parte da assistência que proporcionaria mais qualidade de vida para a sua querida mãe. Que ela receberia várias camadas de conforto nessa etapa do tratamento, não a interrupção dos cuidados.

Durante toda a conversa com a filha, na ponta do seu leito, a Dona Ivete não desgrudava seus olhos de mim.

Cheguei bem perto dela e lhe disse: “Boa tarde, Dona Ivete, que lindas que são as suas bochechas! Aliás, alguém já lhe falou que a senhora é muito linda?”.

Ela respondeu com um sorriso delicado, dizendo: “Sim, muito obrigada. Você também é linda!”. Sabe aquela pessoa de quem é gostoso cuidar? A vontade do meu coração era ficar ali o resto do tempo.

Conversamos um pouco, porque ela já apresentava um cansaço ao respirar. A voz era mais suave, a sensação era que fazia um enorme esforço para dizer algumas palavras, mas se comunicava de uma maneira superexpressiva, com o seu olhar.

Segurou na minha mão, olhou profundamente nos meus olhos e me disse: “Muito obrigada por tudo”. Entendi perfeitamente a necessidade dela, que era de acalmar o coração da filha para que ela também ficasse em paz.

Dias antes da internação, a Dona Ivete conseguiu verbalizar a preocupação que tinha, se partisse: quem cuidaria da filha? E a filha respondeu: “Deus vai cuidar de mim quando eu precisar, mãe! Não precisa se preocupar com isso”.

Percebo o quanto ainda é difícil, para a maioria das pessoas, acolher e respeitar o sofrimento do outro, sem julgamento e sem “sugestões milagrosas”. As pessoas com dificuldade de escutar esse medo diriam: “Não pense nisso, você precisa ter esperança de que vai melhorar, voltar para casa...”.

O mais importante nesse momento é estar presente. Eu ofereço um espaço de escuta com amorosidade para que a pessoa possa usufruir dessa oportunidade como um amparo, um acolhimento daquilo que seja o mais sagrado para ela.

Tive mais uma confirmação do quanto é importante respeitar o tempo de cada pessoa para suportar e acomodar alguns sentimentos dentro de si. O tempo não é linear aqui, temos que ser cuidadosos e respeitosos com o ritmo dos acontecimentos, não adianta apressar nem procurar atalhos, cada pessoa é única em sua existência.

A confiança em Deus é respeitar a sua infinita misericórdia, os seus planos e direcionamentos. Neste caso, o amor era tão intenso entre as duas que estava dificultando esse desligamento, apesar de a filha ter a consciência do sofrimento enfrentado pela mãe.

Foram necessários muitos momentos de conversas sobre os sentimentos vivenciados pelas duas, durante estes 69 anos, permitindo diluir os medos e a insegurança, e encontrar força e coragem para esse processo de terminalidade.

Dona Ivete faleceu às 23h30 de uma maneira calma, sem sofrimento, segurando as mãos de sua filha. Marta falou várias vezes que tinha muita insegurança de estar sozinha quando essa hora chegasse, mas que se sentiu amparada neste momento e conseguiu se despedir de sua mãe com amor e gratidão.

Nós já tínhamos nos despedido na última visita, quando a filha falou sobre a importância de todas as nossas conversas, o quanto eu a tinha ajudado na compreensão do que sentia e que aquele suporte fez toda diferença em sua despedida, com a intensidade do afeto que sempre nutriu naquela relação.

Às vezes, precisamos deixar o coração direcionar o caminho a seguir para que a verdade (se é que há uma) seja revelada. E geralmente é pelo caminho dessa tranquilidade e segurança do coração que as histórias mais bonitas nos são contadas. Mas isso requer tempo, paciência e espaço interno, para que o outro se vincule e nos abra sua janela da alma.

Como podemos construir um espaço de acolhimento verdadeiro?

Como podemos construir uma escuta amorosa e compassiva? Como podemos aprender a fazer silêncio, um silêncio que respeite e honre a narrativa daquele outro que está diante de nós? O primeiro passo para a construção desse silêncio é a prática da observação.

Praticar a observação significa não julgar o que você está vendo. Não projetar em cima da realidade a sua imaginação. Isso porque precisamos mudar a nossa capacidade de observação.

Outra qualidade que precisa ser praticada é a generosidade. É a nossa doação do nosso tempo de vida para aquela pessoa.

Se o médico conseguisse dar cinco minutos de atenção plena para um paciente, seria muito mais eficaz do que meia hora de consulta na qual o profissional fica só anotando coisas, com a mente divagando, sem prestar atenção na pessoa à sua frente.

Quando uma pessoa partilha a experiência dela conosco, precisamos honrar e respeitar essa experiência. É importante oferecer o nosso silêncio, desse lugar sagrado que é a relação.

Cada oportunidade de falar sobre nós mesmos é uma oportunidade ainda melhor para escutar. Freud também orientava os terapeutas que eles não deviam falar da vida deles, não porque isso gera mistério, mas porque não interessa mesmo. O que realmente importa é você se disponibilizar como escutador amoroso, e o outro ter espaço para falar e se colocar com os próprios sentimentos.

Que possamos ser uma ponte para os que necessitam atravessar para o outro lado, uma luz para os que estão na escuridão e um remédio para quem está doente.

Relevar o desnecessário para que
o mistério possa se revelar.

– GRAÇA MARTINS, UMA DAS PARTICIPANTES
DA COMUNIDADE GENTE BOA.

Wilminha

Uma mulher que adorava agrupar pessoas para festejar a vida, com ou sem motivos.

Conheci a Wilminha na formação da bioenergética, em Ribeirão Preto. Ela também era psicóloga de formação. O que me conectou com ela foi o seu enorme sofrimento pela morte de seu marido amado, que teve um câncer no esôfago e em pouco tempo partiu, deixando um lindo legado aos seus filhos (na época, adolescentes) por ser um homem corajoso, arrojado, talentoso, divertido e com um coração gigante.

Uma mulher pequena de estatura, mas enorme em generosidade e alegria. Minha grande amiga e madrinha de casamento em 2006. Ela morava em Franca, mas adorava vir passear em Ribeirão. Ela vinha uma vez na semana, geralmente de quinta-feira, aproveitava para fazer terapia, supervisão e adorava fazer compras. Era cheia de vontades, cada semana queria comer e experimentar uma comida diferente, um restaurante diferente e convidava a todas nós para estarmos juntas.

Em março de 2008 ela teve um câncer de estômago, que descobriu em uma endoscopia, após a queixa de não conseguir engolir muito bem. Foi uma grande surpresa para todos nós que convivíamos com ela. Nesta época, sua filha Beatriz já estava cursando medicina em Ribeirão e tinha um apartamento para ficar na cidade que tanto adorava.

O tratamento iniciou com a cirurgia para a retirada do estômago e quimioterapia. E me lembro que todos nós, amigos e familiares, queríamos estar presentes nesse processo, para acompanhar e auxiliar com os cuidados, tentando amenizar o sofrimento daquele enfrentamento.

Nos revezávamos nas quimioterapias, pois não era permitido entrar mais que dois acompanhantes, mas sempre ficava gente do lado de fora, alguns amigos que vinham de Jaboticabal, de São Paulo, pois todos queriam estar próximos dela. E, quando terminava, íamos todos para seu apartamento, ajudar nos pós-quimio, que era muito difícil para ela, passava muito mal.

Percebi que esse acolhimento, esse carinho de todas as pessoas ajudava bastante, ela até ficava feliz, mesmo com tamanho medo e insegurança em relação ao tratamento. E tudo evoluiu bem nos primeiros meses.

Quando o cabelo começou a cair, ela então decidiu cortar bem curtinho, para não perder a sua graciosidade, pois sempre foi muito vaidosa. Comprou uma peruca igualzinha ao seu cabelo, mas não conseguia usar muito, esquentava demais. Também estive presente nesse dia de cortar o cabelo e foi muito emocionante, até mesmo o cabelereiro, que já a conhecia, foi muito cuidadoso com toda aquela situação, que também era delicada e inesperada para ele.

O meu sentimento era de fazer sempre o que estava ao meu alcance para estar ao seu lado, tivemos alguns casamentos durante esse período, a formatura de um de seus filhos e aproveitamos cada instante com muita alegria e esperança na vida.

Ela tinha mais dificuldade de falar de seus medos e inseguranças, mas estava sempre confiante que tudo daria certo e deslocava os seus pensamentos para a organização e preparativos para aquele Natal. De alguma forma, sabia que seria inesquecível para todos nós.

Em seguida, o câncer se espalhou pelo fígado e ela foi bastante firme na decisão de retirar as lesões. Não tivemos muito tempo para essa preparação. Como havia urgência, tudo aconteceu muito rápido e um pouco mais distante de Ribeirão, onde a maioria do tratamento foi realizado.

Minha última visita a ela foi no hospital em São Paulo, após a cirurgia, uma cena muito forte para mim. Jamais esquecerei, porque ela estava contida e em total desespero. Seu olhar era de quem não aguentava mais aquilo tudo e implorava por ajuda.

Eu sustentei aquela cena, por amor, pois identifiquei ali naquele momento que só com muito amor a verdadeira entrega acontece. Senti no meu coração que ela queria partir, voltar para casa, e aceitei ficar com ela dentro de mim. E fiz um juramento à minha querida amiga que eu seria um amparo para os seus filhos.

Ao sair daquele leito, não sentia as minhas pernas, senti a falta de alguém que pudesse compreender o que eu vivenciei ali junto com os seus filhos, mas o meu coração permanecia no lugar certo. Confiava que Deus daria o suporte necessário para aquele enfrentamento.

As amigas que aguardavam do lado de fora falavam da certeza de que ela se recuperaria e foi muito delicado escutar todo aquele entusiasmo, pois eu percebi que elas não conseguiram olhar de frente para o que de fato estava se apresentando. Não era suportável, mas tudo bem, o que eu encontrei como possibilidade para sustentar aquela avalanche foi me recolher no mais profundo silêncio por alguns dias, até a sua morte.

Nessa cirurgia, ela apresentou algumas alterações de coagulação e teve um AVC hemorrágico. Wilminha faleceu em 24 de dezembro de 2008, na véspera de Natal, realmente foi inesquecível.

Essa experiência foi o que disparou em mim o impulso de buscar mais conhecimento sobre a situação de lidar com uma doença grave, sem perspectiva de cura, e poder ser um instrumento de ajuda, nessa passagem de uma margem à outra, dessa imensidão das águas.

É importante se colocar à disposição, mesmo sem saber direito o porquê do percurso. Muitas vezes a vida te conduz a certos caminhos, encontros com pessoas e situações que serão estritamente necessárias para o nosso desenvolvimento pessoal e profissional.

* * *

Algum tempo depois, me deparei com um vídeo da Dra. Ana Claudia Quintana Arantes do TEDx SP e meu coração vibrou de emoção. Pensei: *é isso! Preciso compreender e absorver tudo isso que minha alma já reconhece como propósito, mas minha mente ainda precisa percorrer alguns belos trechos.*

Fui convidada a participar de um grupo de apoio voluntário no Hospital das Clínicas de Ribeirão Preto, realizando visitas a pacientes hospitalizados e seus familiares. O objetivo era oferecer apoio e acolhimento para as pessoas que enfrentavam alguma doença grave com necessidade de tratamento intensivo e ajudar a amenizar o seus sofrimentos.

Como o hospital das clínicas é enorme, era necessário optar por um andar de atuação, para ir se familiarizando com os profissionais que trabalhavam no andar, as demandas e as particularidades de cada setor da assistência (Neurologia, Ortopedia, Obstetrícia e Ginecologia, Pediatria etc.).

Iniciei pela Ortopedia: os pacientes eram, em sua maioria, homens; muitos casos de acidentes de moto, casos cirúrgicos, mas não me identifiquei.

Na Pediatria eu senti maior dificuldade, pois as crianças, por maior que fosse a gravidade enfrentada, te chamavam para o contato direto com elas, eram alegres; e, ao mesmo tempo, os pais estavam desolados, ao lado, também precisando da escuta e acolhimento.

Percebi que eu não conseguia processar internamente, naquela época, como é que uma criança com tão pouca idade, em tamanho embate com algumas doenças graves e sem perspectiva de cura, pudesse estar sorrindo e te chamando para vida com tanta intensidade.

Me lembro que, ao voltar do atendimento, tive a certeza de que ainda não tinha condições para transitar naquele universo, com as crianças. E reconhecer os nossos limites é tão importante quanto reconhecer as nossas habilidades e competências. Só podemos entregar ao outro o que temos.

Quando cheguei ao 8º andar, das parturientes, parece que adentrei em um território conhecido e muito sagrado para mim. Segui o meu coração e eu conseguia realizar com muita amorosidade a escuta e os acolhimentos. Tinha a sensação de que crescia de tamanho, a cada atendimento realizado, eram muitas pacientes acolhidas em suas mais diversas dores.

Disparou em mim um interesse por tudo relacionado a esse universo de cuidado e percorri os caminhos até chegar à Pós-graduação em Cuidados Paliativos, primeira turma da Fundação de Apoio ao Ensino, Pesquisa e Assistência, do Hospital das Clínicas da Faculdade de Medicina da USP de Ribeirão Preto.

Joaquim*

Recém-nascido, primeiro filho do casal.

Após um pedido da equipe de enfermagem, fui ao encontro dos pais de Joaquim, na clínica civil do Hospital das Clínicas. O meu coração foi se preparando durante os passos até o quarto, sentia que seria algo muito delicado a ser vivenciado; mas confiante na assistência espiritual que sempre me auxilia para eu conseguir ajudar nessa situação de extremo sofrimento.

Ao entrar no leito me deparei com um casal desolado, triste e sem perspectiva alguma em relação ao dia seguinte. É necessário um profundo respeito para pisar nesse território sagrado, mas me sinto honrada por esse privilégio de ajudar a amenizar tamanho sofrimento.

Trabalhar com cuidados paliativos, na minha percepção, é se disponibilizar ao próximo, significa que a minha vida adquiriu outro patamar em termos de disponibilidade do cuidar.

---

* Nome fictício.

A mãe do recém-nascido começou a me contar o que tinha acontecido, pois, nestas situações, a fala é uma das possibilidades para a compreensão do que está sendo vivenciado. A maior ferramenta que temos em cuidados paliativos é a comunicação (e deveria ser a principal, no cuidado da saúde). É preciso construir uma abertura para comunicar, mas, principalmente, escutar um paciente, uma família.

Teve uma gestação, durante as quarenta semanas, sem nenhum problema. Foi se preparando durante esse tempo para um parto humanizado. Quando foi fazer o último ultrassom, o médico lhe perguntou, sem nenhuma delicadeza: "Seu filho é normal?".

A mãe, impactada com aquela pergunta, respondeu que, até aquele momento, acreditava que sim. Esse mesmo médico já fez o encaminhamento para outros exames que constataram que seu bebê tinha uma síndrome muito rara, com 800 casos no mundo.

Devido à urgência e aos poucos recursos na cidade onde moravam, os pais vieram às pressas para o Hospital das Clínicas de Ribeirão Preto e fizeram uma cesária de emergência. Após a cirurgia, a mãe não pôde nem segurar o filho, pois o bebê já foi direto para a Unidade de Tratamento Intensivo, em estado grave e com risco de morte.

A dor maior desta mãe é com o inesperado, pois tudo o que foi tão planejado, sonhado não aconteceu. E não dará seguimento ao curso normal, que tinham aguardado com tanto amor. Uma real constatação do luto do não acontecido.

Frequentemente nos deparamos com sonhos que não se realizaram, mas que também não abandonam nosso coração. Fica gravado em nossa memória como se fosse cena real e perdida, mantém-se presentificado tal qual um silêncio entristecido por algo que tinha tudo para acontecer, que poderia ter dado tudo certo, mas que não deu.

O luto do não acontecido não está inserido na nossa comunicação, fica como uma presença silenciosa e poderosa, estabelecendo-se como uma insatisfação e, por mais que as coisas tenham dado certo em alguma medida, o resultado não foi o esperado em sua essência.

Segundo Susana Zaniolo Scotton,

> Uma mãe com um filho com alguma síndrome, para ser ajudada de fato, precisa antes se despedir do filho 'perfeito' que não nasceu. E assim a vida pode ser carregada de pequenos fantasmas que assombram a realidade.

Por isso é tão importante quando a pessoa se sente amparada por alguém que a escute com amorosidade, para que, neste caso, a mãe possa construir uma outra narrativa e dar voz a toda essa dor.

Os cuidados paliativos podem ser úteis em qualquer fase de uma doença grave, mas sua necessidade e seu valor ficam muito mais claros quando a progressão da doença atinge níveis elevados de sofrimento e a medicina não encontra muito mais a ser oferecido.

Quando temos um diagnóstico de uma doença que ameaça a vida, a única coisa que podemos ter certeza é que um sofrimento insuportável nos aguarda. Neste momento, ter alguém que se importe com o nosso sofrimento e não julgue pode trazer paz e conforto para o paciente e seus familiares. E é isso que ofereço com o meu trabalho de acolhimento.

Depois do relato da mãe do Joaquim, o pai também teve a oportunidade de falar do seu amor pela esposa: "Acho que em nenhum outro momento eu admirei tanto a minha mulher, como ela está sendo corajosa! Mesmo com tudo isso que estamos vivendo, percebo que meu amor por ela só aumentou. Quanto ao nosso filho, mesmo que ele não sobreviva, ele já completou um grande ensinamento para todos nós e facilitou a ciência para mais uma oportunidade de pesquisa, por ser uma síndrome tão rara".

Fico emocionada com a possibilidade de acolher as pessoas em desafios tão significativos, pois esta oportunidade que estes pais tiveram, de falar sobre o que estavam sentindo e expressar o tamanho do amor que se intensificou, é indescritível, ainda mais em uma primeira visita, onde foi proporcionado por mim um espaço de confiança.

Tive o privilégio de conhecer o Joaquim após sete dias do seu nascimento, ele estava no Centro de Tratamento Intensivo Pediátrico. Nele havia vários fios, mas não apresentava aspecto de desconforto ou de doença. Era um bebê lindo, gordinho, com um semblante suave. Meu coração pulsou com uma intensidade desconhecida, fiquei bastante emocionada com esse encontro, sem palavras ditas pela boca, mas uma conversa através do coração.

Eu, ali, diante daquele ser tão grandioso em termos de coragem, me disponibilizei em profundo silêncio. Direcionei meu olhar em intenção amorosa ao Joaquim e pedi que Deus, na sua infinita misericórdia, intercedesse pelo que fosse melhor para ele, pois ali o meu amparo foi para amenizar a dor na dimensão espiritual.

Nosso outro encontro aconteceu uma semana depois; os pais do Joaquim e os avós estavam todos ao redor do seu bercinho, se despedindo. Não tivemos nenhuma conversa neste momento, somente estive ao lado, de maneira delicada e respeitando aquela situação. O silêncio era imenso, tive a sensação de que o tempo parou e todos compartilhavam do mais puro amor e gratidão.

> Precisamos aceitar a nossa existência em todo o seu alcance; tudo, mesmo o inaudito, tem de ser possível nela. No fundo, esta é a única coragem que se exige de nós: sermos corajosos diante do que é mais estranho, mais maravilhoso e mais inexplicável entre tudo o que nos deparamos. (Rainer Maria Rilke – Poeta Austríaco)[4]

---

4 RILKE, Rainer Maria. *Cartas a um jovem poeta*. Porto Alegre: L&PM, 2009.

A ferida que dói é a ferida que pode trazer a cura, se cuidarmos dela

Esse é o caminho que eu tenho trilhado no aprimoramento do cuidado. O meu coração me direcionou para esse trabalho, com uma escuta acolhedora e utilizando de todos os conhecimentos adquiridos para melhor amparar as pessoas em seus maiores desafios.

Auxiliar com delicadeza nas dificuldades para engravidar, no nascimento, desenvolvimento e envelhecimento. Quando alguém se depara com uma doença grave e sem a perspectiva de cura e a proximidade da morte. É contribuir com todos os meus instrumentos, que foram sendo construídos e refinados a cada passo da minha existência, para auxiliar com mais amorosidade e profundo respeito nos processos de chegadas e partidas.

Tenho a percepção, nos atendimentos com bebês, que auxilio acoplando os cordões umbilicais energéticos, dando o suporte com a luz para curar os traumas intrauterinos, para que esses bebês e crianças não se esqueçam de quem são — mesmo em uma vivência menor, considerando o tempo de vida ou de gestação — e se lembrem da grandeza da sua existência para a eternidade. É dar *ground* à luz.

E o trabalho com as pessoas que estão na terminalidade da vida, hospitalizadas e enfrentando doenças graves, é auxiliar para que esses cordões umbilicais energéticos sejam religados às origens da ancestralidade, com o olhar que reconhece toda a importância de sua existência.

Os lugares onde fomos genuinamente vistos e ouvidos têm grande importância para nós.

Estar lá nos lembra muito mais da nossa força e do nosso valor do que os outros lugares pelos quais passamos.

Os lugares onde fomos vistos e ouvidos são sagrados. Eles nos lembram do nosso valor como seres humanos. Nos dão força para progredir.

Podem até mesmo ajudar a transformar nossa dor em sabedoria. (Raquel Naomi Remen – médica e escritora norte-americana.)

Cássia

Uma mineira de uma doçura inesquecível, com 35 anos e na sua quarta gestação.

O nosso primeiro encontro foi algo que tocou o meu coração de uma maneira diferente. Ao entrar no leito para mais uma visita de acolhimento, como era rotina às quintas-feiras, no hospital, sem ter sido informada pela enfermagem, me deparei com uma mãe e uma filha numa situação inesperada. Meu coração pulsou com mais intensidade, como se minha alma reconhecesse que seria um enorme desafio para nós duas, mas não imaginava o quanto.

É muito interessante como a espiritualidade nos direciona para as oportunidades de distribuir amor ao outro e, sem saber, descobrimos que esse é também o remédio para curar a nossa maior dor.

A paciente era de Minas Gerais, havia agendado uma consulta com o especialista em ginecologia e obstetrícia no Hospital das Clínicas de Ribeirão Preto, indicada pela médica que fez seu último ultrassom. Foi uma orientação seguida à risca por Cássia, pois era a única alternativa possível para não perder novamente o seu bebê.

Cássia já havia perdido três gestações anteriores, porque seu colo do útero era fino demais para sustentar os fetos até que estivessem suficientemente amadurecidos para sobreviver. Era a sua quarta tentativa para a realização de "ser mãe", seu maior sonho.

Ela veio acompanhada pela mãe e pelo marido para uma consulta, e o médico, ao examiná-la, disse que a única possibilidade era interná-la para que ela ficasse de repouso absoluto até as 34 semanas de gestação.

Naquele momento do nosso primeiro contato, ela estava aflita com a insegurança do plano de saúde, que exigia sua transferência para a maternidade da cidade. O médico Dr. Ricardo Cavalli, pós-doutor em ginecologia e obstetrícia, que a atendeu nessa consulta tão esperada, afirmava a importância de ela permanecer naquele hospital, pois afirmou que ela não aguentaria essa transferência e o risco de perder o bebê era grande.

Então, naquele momento, era visível a dor "em todas as dimensões do ser", como dizia Cicely Saunders, médica e enfermeira inglesa. Na dimensão emocional, tinha o medo da perda, novamente, junto com todos os outros sentimentos, como a angústia, a insegurança, a ansiedade... Na dimensão social, ela tinha um plano de saúde, mas que não permitia que ela continuasse internada no Hospital das Clínicas, hospital de referência do SUS. Apresentava o fato de estar longe da sua cidade, do seu trabalho e do seu marido, pai e irmão, que lhe davam maior suporte.

Na parte física, havia as dores no corpo, das medicações aplicadas, do inchaço por permanecer deitada sem a possibilidade de maiores movimentos. Na dimensão espiritual havia uma confiança em Deus, mas também uma dúvida se merecia ou não aqueles desafios para concretizar o sonho que mais aguardava.

O médico sugeriu que ela ficasse internada para seguir com o tratamento pelo SUS, pois ele conseguiria acompanhar mais de perto e assegurar a eficiência em todos os procedimentos e cuidados necessários. Ela e a mãe tinham a certeza e a confiança naquele profissional como um enviado de Deus para ajudar naquele momento tão importante. Elas disseram que ele não parecia médico mediano, ele era uma pessoa sensível que se comprometeu a fazer tudo o que estava em seu alcance para cuidar delas.

Ela estava acompanhada de sua mãe, Lurdes, uma mulher forte e amorosa. Apesar de toda a insegurança, sempre esteve ao lado da filha, incentivando a coragem de Cássia na realização do sonho de ser mãe, e confiante de que tudo daria certo.

No decorrer dos nossos encontros, a paciente foi contando das perdas anteriores, com muita tristeza, não havia tido a oportunidade de expressá-las. Ela teve o espaço de confiança para deixar escorrer todos aqueles sentimentos que estavam represados dentro de si, e sua mãe também pôde acolher a filha naquele processo, pois antes ela havia verbalizado que não sabia o que fazer e o que dizer, "era tudo muito triste e inesperado".

O sofrimento muitas vezes parece assustador demais para suportar, mas, com a presença respeitosa e com uma escuta acolhedora e sem julgamento, tudo pode seguir no fluxo de se ressignificar as experiências que geraram tamanho sofrimento.

O que se busca para o entendimento do luto é um significado para o que aconteceu. Um significado que leve a uma aceitação. Não para esquecer, porque isso seria impossível. É para compreender o significado e conviver com essa dor dali para frente de maneira melhor.

Considerando que esse **luto** vivenciado pela paciente e outras tantas mulheres que perderam seus bebês em alguns meses de gestação é considerado um *luto do que não aconteceu*, é ainda mais difícil de ser compreendido.

Naquele momento da minha vida, eu havia passado por um tratamento de fertilização, também para a realização do meu maior sonho: o de ser mãe. Nunca havia engravidado antes, sem nenhuma explicação do porquê não havia ainda acontecido esse "presente de Deus", como escutei por muitas vezes, e a dor ficava ainda maior, pois as pessoas não percebem o quanto podem ser indelicadas em suas falas.

Diante disso, eu me emocionava com a paciente, pois aquela dor ressoava dentro da minha alma e o que eu mais queria era ajudá-la a passar por aquele trecho com maior suporte e delicadeza nos cuidados. E ela sentia isso e verbalizava o quanto a minha presença e escuta faziam toda diferença.

Infelizmente, o nosso sistema de saúde está pautado na doença, na patologia. Tudo se resolve com um antialérgico, um antidepressivo... e não é oferecido o acolhimento adequado para vivenciar a dor. Como afirmou Bert Hellinger, "As doenças também são processos de cura, principalmente para a alma".

Os encontros com a paciente e a mãe eram aguardados, pois ao mesmo tempo que eram prazerosos por acompanhar o seu tratamento, ajudando na compreensão de alguns sentimentos que surgiam no decorrer dos dias de internação, eu ficava apreensiva em alguns momentos em que a Cássia demonstrava maior insegurança quanto ao processo.

Não temos as respostas para todas as perguntas e nem o controle das coisas que nos acontecem. Eu sou uma mensageira da luz e humana, muitas vezes me emocionava com a paciente e tudo aquilo era curativo para nós duas.

Me fazia refletir no porquê de acompanhar aquela situação logo depois do fracasso do meu tratamento de fertilização, também tão aguardado e cheio de esperança e expectativa. Eu, que fazia parte de um grupo seleto de pessoas de *apoio espiritual*, e que não recebi esse mesmo acolhimento por parte dos meus colegas, hoje compreendo que aquilo tudo foi o meu maior aprendizado de vida, pois eu estava sendo preparada para contribuir ainda mais com as pessoas em sofrimento.

Vemos grandeza onde a nossa maior dificuldade e a nossa virtude se encontram, pois percebi que a minha fragilidade era o meu instrumento mais sofisticado para me aproximar das dores das pessoas e ser uma possibilidade curativa para elas. Identificar a dor no outro e não se misturar com ela exige bastante delicadeza e entendimento; cada pessoa se encontra em um degrau do seu desenvolvimento e as pessoas querem resultados rápidos, o que só gera mais sofrimento.

Não existe proximidade maior do que pela dor, porque quem fica ao seu lado na dor vai suportar também o seu sucesso. Quem nunca se feriu, nunca cicatrizou. Então, não teria condições de ajudar alguém em sofrimento.

A experiência ilumina a empatia, pois você precisa conhecer o caminho para conseguir encorajar o percurso de quem não conhece. Senão, você não vai confiar. Só o amor permite descer as escadas da dor e da tristeza. No amor, ao cuidar de uma pessoa, você se melhora para todos.

Em todos os nossos encontros, escutava com carinho as suas inseguranças e a encorajava a deixar as emoções escorrerem para que elas pudessem diminuir, o que iluminava o caminho que ela já havia conseguido percorrer até ali, que foram muito mais difíceis. Esses desafios a tinham fortalecido e possibilitaram exercitar mais a paciência e a determinação para uma espera mais consciente, sem distrações, era só ela com a pequena Helena, uma dentro da outra.

Quando chegaram a 34 semanas de gestação, ela teve a autorização para dar uma voltinha no corredor do andar.

Helena estava sentada e, provavelmente, não iria mais virar por conta do peso, que já era de 2,3 kg.

A bebê se desenvolvia e era nutrida com o amor que transbordava naquele leito. Foi quando o médico disse que, como tudo estava correndo tão bem, queria aguardar as 38 semanas para fazer a cesárea. A paciente, naquele momento, se desesperou, pois havia se preparado para as 34 semanas e não aguentava mais ficar distante de casa e dos seus familiares.

Era muito perceptível o sentimento de insegurança com a proximidade do nascimento da Helena, algo tão sonhado, mas não conhecido. Foi um momento bastante delicado, em que ela precisou de muito apoio, principalmente do marido, que nesse momento se revezava com a sogra e a mãe dele, no hospital, para dar o suporte para que ela conseguisse se acalmar e aguardasse a chegada da Helena.

Na última quinta-feira, após conversarmos, fizemos orações, juntas, pedindo todo amparo necessário para aquele nascimento, de mãe e filha. Foi muito especial, sentia no meu coração o tamanho da dor e do medo dela, de não conseguir o que tanto esperou e sonhou: levar Helena para casa. Também sentia o tamanho da sua gratidão pela ajuda que recebeu durante aqueles encontros e por ter conseguido chegar até aquele ponto.

Mas havia também o medo de “dar tudo errado”, mesmo tendo consciência que não existe o “errado”, pois tudo tem um propósito de ser nas obras de Deus. Era uma mescla de sentimentos, mas que foram enfrentados com coragem, esperança e gratidão.

E assim chegou a pequena Helena, no dia 27 de março de 2019, de parto cesárea. A bolsa estourou às cinco da manhã, anunciando a sua chegada a essa existência, iluminando aquele centro cirúrgico e a vida de todos os seus familiares.

Essa experiência me proporcionou um aprendizado imenso quanto ao meu propósito de vida, pois entendi não ter recebido o "presente de Deus" como um filho, ou dois, mas sim o privilégio de ser um instrumento que fertiliza a luz, nas pessoas, possibilitando muitos nascimentos. Sinto que eu tenho a função de acoplar os cordões umbilicais para curar os traumas intrauterinos, para que esses bebês e crianças não se esqueçam nunca de quem são.

Quantos ajustes também foram possíveis em minha trajetória, após acompanhar a Cássia durante esse espaço de tempo até a chegada da pequena Helena. Toda dor tem uma história significativa por trás, e quem sabe escutar ajuda a cicatrizar.

Antônio*

Senhor de setenta e poucos anos, com uma pele amarelada que despertava a atenção.

Ele estava dormindo quando entrei em seu leito. O filho estava ao lado, com o rosto entristecido com aquela situação. Há um ano e sete meses vinha tratando uma cirrose hepática que, por muitos anos, foi silenciosa, só aparecendo há pouco. O Sr. Antônio estava com um semblante mais preocupado, pele bem amarelada e o corpo enfraquecido.

O paciente estava em um processo delicado da sua doença, os familiares já estavam cientes da gravidade da situação e lhe fazia companhia o filho, que estava emocionado com a proximidade da hora de se separar de seu pai. "É muito difícil entender por que uma pessoa que sempre foi saudável, praticava esporte, tinha uma alimentação mais natural está nesse estado de sofrimento", disse o filho.

---

* Nome fictício.

Nessa hora, é fundamental saber escutar sem questionar. Eu disse ao filho que nós não teremos as respostas de todas as nossas perguntas. Tem muitas coisas que não podemos compreender, fica difícil suportar essa dor de enxergar o sofrimento tão visível de quem amamos. Mas é esse mesmo amor que te dará forças para passar pelo processo e desejar que esse sofrimento todo possa terminar e ele consiga descansar.

As dificuldades são proporcionais ao tamanho que nossos ombros conseguem carregar. Segundo afirmou o general Júlio César, são os grandes problemas que me honram, ao acreditarem que eu terei as respostas para eles. Tem coisas que não dependem de nós, mas a dignidade com a qual vamos viver essas coisas depende somente de nós.

O filho comentou: "É, eu não aguento mais vê-lo nessa situação". Essa expressão necessita de acolhimento, pois é quando a pessoa se conscientiza do seu sofrimento. Então, eu sugeri que ele pudesse dizer isso para o seu pai com o seu coração. Diga que "apesar de toda tristeza, você vai ficar bem aqui, que ele pode partir em paz! Isso ajudará seu pai se acalmar".

Ele, então, disse: "Sim, eu compreendo que ele está sofrendo muito e não tem como tirar essa dor dele e voltar a ser meu companheiro de todas as horas". E eu complemento: "não tem como voltar, mas tem como você resgatar todas essas memórias quando a saudade apertar, pois tudo que fica registrado no nosso coração não morre, vive para sempre".

O filho conseguiu chorar bastante, colocar para fora um pouco do medo da morte, da separação que escurece toda a visão do que viveram juntos, nesses anos todos, inclusive desse tempo de aproximadamente dois anos de preparação para a despedida. O acolhimento foi direcionado ao único familiar presente, que apresentou maior necessidade de amparo.

Ele comentou que havia perdido um tio, irmão do pai, no ano anterior, que, ao ter um infarto, em vinte dias morreu. "A família não teve o tempo que nós estamos tendo em relação ao meu pai." A morte, quando é anunciada por uma doença grave e sem perspectiva de cura, nos dá sinais de alerta para nos despedirmos aos poucos; nos possibilita abrir um espaço de usufruir de cada encontro com mais presença, com mais palavras que pedem para serem ditas e mais manifestações de afetos que, em outras situações, não seriam percebidas com essa urgência.

Neste apoio, o filho demonstrou estar angustiado, aflito com a proximidade da morte de seu amado pai, pois, quando a família começa a fazer contato com a progressão da doença, vem uma série de questionamentos, inseguranças, sentimentos de perder o chão, e isso é um processo que vai acontecendo no decorrer do tempo que lhe resta de vida.

Quando essa família é amparada por alguém que escuta com respeito, que dá um norte e que se faz presente junto da pessoa, isso faz uma enorme diferença nestes momentos de proximidade com a morte.

"Hoje eu entendo que o cuidado paliativo não tem a ver com a morte, ele diz respeito à vida, ao cuidado, à trajetória ao longo deste caminho de tratamento", comentou Tatiana Chagas, uma psicóloga que conheci num hospital em Barretos (SP), quando acompanhava o filho, em tratamento.

Nós somos todos exatamente iguais quando estamos diante da separação, independentemente do que temos, do que fomos, do que somos, do que vivemos. Precisamos aproveitar a vida de forma intensa, porque, em um sopro, ela se modifica por completo.

Andréa*

Uma mulher jovem, de quarenta anos, tão frágil que parecia que poderia quebrar.

Recebi um pedido de uma das profissionais da equipe multidisciplinar para atender essa paciente, pois os demais da equipe estavam com dificuldade de se aproximar, por conta daquele sofrimento. A maioria das pessoas se sente impossibilitada ou insegura de entrar em contato com pessoas que se encontram em um sofrimento tão profundo.

Ao entrar naquele leito, já identifiquei a paciente que me aguardava sentada na cama e com um olhar de quem procura por esperança ou uma fresta de luz em um lugar muito escuro. Me aproximei com passos bem lentos; parecia que eu precisava chegar com o máximo de cautela, para que ela não se sentisse incomodada com a própria situação, de extremo sofrimento.

---

* Nome fictício.

O corpo retratava a expressão de muitas dores, em todas as dimensões (física, emocional, social e espiritual), era até difícil de identificar qual delas estava gritando mais por ajuda. Ela estava pele e osso, os olhos já saltados para fora do rosto, a voz quase não encontrava força para pronunciar algumas palavras, mesmo assim ela agradeceu a minha presença, dizendo "que bom que você veio".

Era uma situação indescritível em termos de sofrimento humano, mas o meu olhar e delicadeza foi oferecendo uma abertura naquela escuridão para que uma pequena fresta de luz pudesse chegar e amparar aquele ser. Abrir essa fresta de possibilidade muitas vezes é a única maneira de oferecer essa luz que pode aquecer a alma.

É necessário abrir o coração para receber ajuda numa situação tão assustadora como essa vivenciada por Andréa. Ela foi muito corajosa ao enfrentar esse mar revolto, não conseguia entender como foi absorvida em tamanha avalanche que lhe tirou da vida.

Andréa verbalizou com bastante dificuldade e confusão mental que não entendia a rapidez como tudo foi acontecendo. Descobriu o câncer no útero, logo em seguida passou por uma cirurgia com a duração de onze horas e foi identificada uma situação fora de controle. O que percebe é que tudo despencou ladeira abaixo. Fez questão de mostrar uma série de bolsas na região abdominal, que mais pareciam um arsenal de proteção a todas as infecções presentes.

O escritor Leonardo Boff afirmou que "se você quer conhecer um lugar de Deus, eu oriento que você entre num espaço onde o sofrimento é estritamente selvagem; que ainda não encontrou recursos para se tornar mais suportável".

Acredito que experimentar a grandiosidade de Deus tem a ver com entrar no coração das pessoas para conectá-las ao amor. Nós sobrevivemos se construirmos, ao nosso lado, alicerces compassivos. E nós padecemos se esse mesmo alicerce for erguido pelo medo.

Quando você se disponibiliza a perguntar a uma pessoa em sofrimento como ela está, você entra no coração de Deus. E experimentar esse lugar é algo muito sagrado e particular, que nutre a nossa alma e a da outra pessoa também.

Tivemos um segundo encontro e Andréa estava com sedativo leve, acompanhada pela filha mais nova e por uma prima. As duas me contaram que estavam muito tristes por verem que ela passava por todo aquele sofrimento ainda tão jovem. Mas também conseguiam enxergar a gratidão por presenciarem Andréa se despedindo dos próprios pais, que foram até o hospital mesmo com todo receio de vê-la naquele sofrimento, pois eles eram bem velhinhos e fragilizados, e das filhas e pessoas queridas.

O sentimento de vê-la dormindo sem aquela angústia da adversidade é indescritível. Ajudar a acalmar o coração das pessoas em sofrimento para que elas possam passar pelos momentos difíceis com mais dignidade e paz é a possibilidade de usufruir de todo o aprendizado para a alma, que continuará viva na eternidade.

Dona Aninha

Uma querida senhorinha de 83 anos, mãe de uma grande amiga, que me acolheu com os braços abertos, em sua casa, quando cheguei em Ribeirão.

Não entendemos os caminhos que nos são apresentados, para chegarmos em situações futuras com a bagagem necessária para o auxílio de outras pessoas envolvidas nesse percurso. E geralmente é pelo caminho indireto que as histórias mais bonitas nos são contadas.

No decorrer do tempo em que tive uma convivência mais próxima com a filha da Dona Aninha, nos encontrávamos esporadicamente, pois ela morava em uma cidade próxima a Ribeirão Preto, com nome de santa: Santa Rita do Passa Quatro. O nome da cidade se deu em homenagem à Dona Rita Ribeiro Vilela, uma das doadoras do patrimônio à Santa Rita de Cássia.

Dona Aninha era uma mulher forte, que criou os três filhos após o falecimento do seu marido, mas nunca perdeu a fé, a esperança e a perseverança que moviam seus dias. Ela auxiliava as pessoas que precisavam, com doçura e disponibilidade.

Mesmo cada uma de nós seguindo a vida, eu e sua filha mais nova continuamos a nos encontrar, vez ou outra, no prédio comercial onde fica meu consultório. Ela acompanhava a mãe em consultas ao cardiologista, e era sempre um enorme prazer conversar um pouco, saber como elas estavam.

Foi com alegria que recebi o pedido da filha, a Mirian, para conversar com a sua mãe por videochamada; ela acreditava que seria possível a mãe aceitar falar e expressar o que estava sentindo.

Dona Aninha já estava mais acamada, na casa da outra filha. E os filhos não sabiam como lidar com aquela mãe mais fragilizada, que sempre foi firme e fazia tudo sozinha. Nessa situação, era até difícil de conseguir entender do quê ela precisava.

A escuta é necessária para compreender o que faz sentido para o outro, mesmo que seja inútil para você. O maior problema da comunicação é que não escutamos para compreender, mas para responder.

Quando a câmera abriu e pude ver aquele rostinho lindo e delicado pedindo por ajuda, me emocionei imediatamente. O pedido foi sentido pelo coração e pela comunicação vinda do coração dela. Vocês já tiveram essa experiência de escutar com o coração? É algo realmente indescritível, pois, quando olhamos verdadeiramente para os olhos de uma pessoa, temos a autorização de adentrar no que é mais sagrado para aquele ser, caminhamos diretamente para o seu coração e ele nos apresenta tudo o que é necessário saber daquela pessoa para ajudá-la.

Ela estava fragilizada pela dengue, com muita dor no corpo e sem apetite. Esses eram os sintomas mais aparentes, mas, em seguida, ela foi me contando sobre o seu verdadeiro cansaço, vontade de voltar para casa e descansar.

Me explicou que teve um casamento difícil, ele era um bom pai, mas ela não teve um bom marido, ele bebia. Desde o falecimento do marido, há 32 anos, não sentia a falta dele, só sentiu pela perda que os "meninos", seus filhos, tiveram.

E hoje estão criados, mas de alguma forma acredita que eles ainda são crianças dependentes da sua ajuda — sentimento de preocupação que a maioria das mães expressa quando estão próximas da partida.

Mesmo com sua fragilidade consciente, continua se preocupando com o filho mais velho, de sessenta anos, pois acredita que ele esteja com dificuldades no casamento e percebe um desânimo profissional, desde a pandemia, diferente das filhas mulheres.

Dona Aninha me contou que se sente muito grata pelos filhos que teve, pela ajuda que eles dão um ao outro. Parece que um não consegue ficar feliz se o outro não estiver. Se sente tranquila com a sua vida atual, morando um pouco com cada filha, apreciando o neto e cuidando de sua casa em Santa Rita. "Dizem que sou muito abençoada", me falou, com um sorriso delicado de quem reconhece todo o caminho percorrido até aqui.

Acredito que a sua maior necessidade era poder falar com tranquilidade do seu cansaço, sem julgamento. Como é bom encontrarmos um "colo" para descansar o tempo de trabalho que fizemos caladas, onde o sofrimento não encontrou brecha para ser dito.

Logo após esse encontro virtual, Dona Aninha teve um AVC hemorrágico, ficou hospitalizada por alguns dias e partiu de volta à sua morada. Teve uma passagem sem sofrimento maior, foi como um passarinho que retornou para o voo com liberdade e paz no coração. A paz de quem acredita que os filhos ficarão bem, sem ela, aqui, mas com todo ensinamento e carinho que sempre lhes dedicou.

Este foi um acolhimento realizado antes da hospitalização, mas com toda disponibilidade da escuta amorosa e o amparo necessário para amenizar dores que, neste caso, surgiam da insegurança de deixar os filhos, depois que partisse.

Tio Orides

Um homem que todo mundo achava que era muito bravo.

Meu tio Orides era o segundo filho homem dos meus avôs paternos. Ele aparentava ser muito bravo, tirar um sorriso dele era difícil. Mas eu, como primeira sobrinha, tinha esse privilégio.

Ele gostava de conversar comigo desde pequena, me ensinava algumas coisas que achava importante sobre a origem dos nossos familiares, e era muito cuidadoso com os meus avós, seus pais, principalmente com a minha avó Argentina. Talvez ele fosse o filho que mais esteve perto dela, pois lhe visitava todos os finais de semana e meus avós iam até a sua casa para jantar, uma vez por semana, em Flórida Paulista e voltavam para Adamantina no mesmo dia, já que não era tão distante.

Meu tio teve dois acidentes bem graves na sua juventude e esteve bem próximo da morte nessas duas ocasiões. A primeira foi uma batida com um carro de polícia, que naquela época era um jipe grande e com a lataria mais forte do que é hoje; ele estava de moto.

Na cidade de Adamantina não se falava em outra coisa àquela época, diziam que o "rapaz da moto" não sobreviveria. Ele ficou internado por bastante tempo; de início, ficou em coma. Nessa ocasião, minha avó Argentina fez uma promessa de ir até o cemitério a pé todos os dias, rezar um terço lá e voltar até sua casa, que era bem longe.

No dia que meu tio acordou do coma e chamou por ela, meu avô foi buscá-la de carro e teve que explicar direitinho para ela aceitar voltar com ele. A minha avó tinha uma fé inabalável e sempre era uma presença que auxiliava a cura, pois era um ser de luz radiante.

De acordo com o burburinho da cidade, Tia Maria (sua futura esposa), foi conhecer o "rapaz da batida" no hospital, queria saber quem era o "rapaz que estava entre a vida e a morte" e acabou conhecendo a minha avó também. É muito interessante como os caminhos nos levam para o que precisamos viver, basta seguirmos o nosso coração.

Alguns meses depois, já de alta do hospital, meu tio teve que viajar para São Paulo por conta do processo em andamento, referente ao acidente com o carro da polícia, pois o advogado estava morando na capital. Ele foi de ônibus, com a viação Expresso Prata e teve um acidente grave na estrada, muitas pessoas morreram e outras ficaram gravemente feridas.

Mortos e feridos foram separados em lados diferentes — os mortos seriam recolhidos, e os feridos seriam levados para a cidade mais próxima. Meu tio estava no aglomerado dos mortos quando os socorristas perceberam que ele ainda estava vivo, mas totalmente quebrado, e redirecionaram a rota dos cuidados.

Tudo naquela época era mais difícil, inclusive as informações sobre o acidente, para onde haviam encaminhado cada pessoa que estava ferida. Hoje, com a tecnologia, que nos conecta em tempo real e mostra o que aconteceu, temos a localização pelo GPS. Enfim, muitas coisas se modernizaram e melhoraram bastante.

Existem muitos acontecimentos significativos nessa história, primeiro a questão da "cabeça", a rigidez dos pensamentos e posturas sempre o acompanhou; a persistência e a força para encarar as coisas mais difíceis e a proximidade com a morte; a fé da minha avó e mãe dele, que não esmoreceu um só segundo com tudo aquilo que aconteceu; e o amor que encontra sempre o caminho para o significado da nossa existência, o que representa o verdadeiro sagrado da vida!

Tio Orides se recuperou destes dois acidentes muito bem, não ficou com nenhuma sequela e nem com medo de dirigir carro ou moto. Aliás, permaneceu usufruindo deste prazer, adorava dirigir; andar de moto era o que lhe deixava mais feliz. Tinha um enorme capricho e cuidado com os veículos que teve durante sua vida, estavam sempre brilhando de limpos.

Quando minha avó já estava morando em Dracena, depois do falecimento do meu avô, ele também estava morando na cidade por uma oportunidade de sociedade com o irmão mais novo em um escritório. Minha avó ficou muito feliz por esse gesto entre os irmãos, sempre ensinou sobre ajudar as pessoas em suas dificuldades.

Ela era o exemplo vivo desse auxílio, não importava se conhecia ou não, sempre se disponibilizava a ajudar.

Minha avó Argentina era benzedeira, as pessoas procuravam por ela para amenizar suas dores e sempre a encontravam disponível para auxiliar, por mais atarefada que estivesse. Meu avô ficava muitas vezes irritado com essa disponibilidade, pois não tinha hora para essas pessoas pedirem a sua ajuda, era de manhã, próximo à hora do almoço, à tarde ou à noite.

A disponibilidade dela era amorosa; atendia a todos com delicadeza e amenizava a braveza do meu avô e de três filhos homens, com maestria. Eu ficava encantada pela maneira com que ela fazia as orações e sempre conseguia ajudar na cura daquela enfermidade ou sofrimento. As pessoas tinham uma confiança enorme nela.

Minha avó tentou me ensinar a pronunciar aquelas rezas por muitas vezes, mas era de um jeito muito particular e eu acreditei por muito tempo que não havia conseguido aprender. Mas aprendemos com o coração, e não somente com a razão.

Todas as vezes que meu tio chegava na casa dela, já pegava os seus óculos de grau para limpar, sentava-se para tomar um café coado na hora e escutava com paciência as suas vivências rotineiras. Minha avó o recebia com o amor de mãe que admira o filho em cada atitude dele e ensinava com naturalidade, quando era necessário. Ele é o filho que mais se parecia com ela, na fisionomia, talvez porque foi o filho que mais exigiu dela atenção, pois ele era genioso — não que os outros não fossem também, mas Tio Orides era mais. E foi o filho que teve mais riscos de morte, gerando cuidado e preocupação maiores dela e do meu avô.

A partida da minha avó foi visivelmente sentida por ele, mas não tanto expressa, pois ele sempre foi muito fechado, reservado. Ele havia comprado uma filmadora, assim que o equipamento foi lançado no mercado, e teve a oportunidade de filmar muitos momentos em família, editando-os com muito capricho para, depois, matarmos um pouco a saudade, quando ela apertava.

Ele passou por alguns trechos de quase morte nos dois acidentes que sofreu, com longas e sofridas internações para sua recuperação. Perdeu sua primeira filha no parto, ao nascer, outra situação delicada que nunca foi muito falada, mas era perceptível a tristeza e a raiva do médico, no momento do nascimento, por não ter conseguido perceber que a bebê, a Tânia, estava com o cordão umbilical enrolado no pescoço (ela não sobreviveu).

Ele e a esposa tiveram mais dois filhos, um menino e outra menina, que completaram um total de nove netos dos meus avós paternos. Ah, como era bom um monte de primos, tenho muita saudade desse tempo.

Meu tio teve um AVC em 2018 e foi um enorme susto para toda família, pois ficou com muitas restrições de mobilidade. Nessa ocasião, disseram que ele pedia para falar comigo, avisar a Carlinha, e eu sempre retribuía com muito carinho essa nossa conexão. Liguei e pude falar com ele, nesta internação, e reconheci a necessidade dele de acolhimento, em mais um momento delicado e sem o suporte físico da sua mãe Argentina.

Mas eu também percebi, naquele momento, que eu estava no lugar preparado por minha avó, a serviço da luz para amenizar o sofrimento, como ela me ensinou durante a sua existência, em cada detalhe realizado, no seu cotidiano, sempre escutando atentamente o direcionamento do coração.

Minha avó me deixou a maior riqueza que eu podia receber nesta existência. É a certeza de que, com o amor, nós podemos transformar e ressignificar a nossa vida e a do outro. Ela me ensinou a aparelhar a minha escuta com o coração da alma e isso me possibilitou expandir a minha capacidade de *ser humana*.

Foi um momento muito difícil para seus filhos e esposa, pois precisaram fazer as coisas por ele, que sempre foi muito ativo e o provedor de todos os seus. E outras situações foram demonstrando a redução da sua funcionalidade, como o andar, comer, tomar banho, surgindo a necessidade de contratar pessoas para ajudar nesses cuidados com ele.

Na última visita para eles em Dracena, em novembro de 2022, fiquei muito feliz ao ver como ele estava mais sereno, muito bem amparado pelas cuidadoras, seus filhos e esposa. Ele havia suavizado aquela expressão de braveza, de seriedade. A doença é sempre um caminho para a cura de alguns sofrimentos silenciosos, oportunidade para descobrirmos quem realmente somos, pois a fragilidade nos desperta para o que realmente importa.

O Tio Orides se tornou uma pessoa gostosa de cuidar, foi perceptível que ele estava muito mais amoroso no seu olhar, nos seus gestos... Tudo que lhe davam, para comer, ele comia e achava bom, não tinha nenhuma resistência em ser pego no colo, pela filha, a única que conseguia carregá-lo nos braços, movendo-o da cama para a cadeira de rodas, da cadeira para o sofá, do sofá para a cadeira de banho. Ali era visível o tanto de afeto existente e respeito por uma vida inteira de dedicação dele pela sua família. Agora ele pode experimentar a retribuição desses cuidados por um bom tempo. Muitas coisas foram se transformando, com o seu adoecimento, mas para o melhor, no sentido de ele estar mais expressivo e mais amoroso com tudo e todos. Teve momentos que ele quase foi embora, pois era internado com pneumonia e permanecia em tratamento intensivo por um tempo. Tinha um pulmão mais fragilizado porque fumou durante um longo período da sua vida. Eu estive bem próxima, durante esse primeiro estágio da doença; apesar de a distância até Dracena ser grande, eu fazia questão de ir visitá-lo e levar meu pai também, que sempre teve muita dificuldade de lidar com esse tipo de situação, de ver o outro em fragilidade. Entendia que a minha presença auxiliava a todos naquela situação e o meu tio ficava feliz.

Um dia, logo após esse período mais delicado de internações, tive um sonho bastante claro com o meu tio; ele dizia para mim: “Vou ficar mais um pouco, é necessário”. Foi uma surpresa receber o privilégio daquele comunicado dele, acolhi e respeitei o tempo.

Passou pela pandemia sem dificuldades, pois a família se protegeu com todos os cuidados para lhe preservar da covid-19 e deu tudo certo. Foram momentos de bastante preocupação, vivenciados pelos seus filhos e por sua esposa.

Desde dezembro de 2023 o Tio Orides vinha debilitando cada vez mais, as internações em períodos mais longos eram frequentes. Debilita, interna, trata e volta para casa, logo em seguida debilita, volta para o hospital, trata e depois volta...

Em fevereiro de 2024 eu estava na estrada, indo comemorar o aniversário de 82 anos do meu pai em Penápolis e falei com a minha prima por mensagem, filha dele, para acompanhar como ele estava naquela internação. Seguindo um impulso do meu coração, fiz um vídeo para ele, com amorosidade.

Falei que estava com saudades, queria saber como ele estava se sentindo, que eu estava fazendo orações para que ele pudesse melhorar e voltar para casa, que a minha vida estava um pouco mais corrida, mas que os meus pensamentos estavam direcionados a ele, desejando sempre o melhor.

A filha dele comentou que ele ficou bastante emocionado com o vídeo e me fez um vídeo em resposta, dizendo, com bastante dificuldade, mas com o seu coração: "Oi Carlinha, um beijo!". Eu fiquei muito grata pelo gesto dele, ganhei o maior presente naquela sexta-feira, algo que é difícil de descrever com palavras. Às vezes, as pessoas esperam por momentos mais adequados para expressar o que sentem e o tempo não volta. Estar presente, no momento presente, e fazer um bom uso desse momento é essencial.

Depois de idas e vindas à Santa Casa de Dracena, desde essa sexta-feira, em 16 de fevereiro de 2024, tenho direcionado minhas orações a ele, a toda família e à equipe de médicos e profissionais envolvidos em seus cuidados, pois sabia que o momento era delicado.

Quando seguimos a direção do nosso coração, por amor, conseguimos nos aproximar do que realmente importa e nos conectamos através dessa força. Acredito que, quando nos disponibilizamos a estar a serviço do amor, recebemos todo amparo da espiritualidade maior.

O sagrado é a função de dar sentido. O respeito é muito semelhante ao sagrado, porque ele destaca um determinado momento ou alguma coisa como especial. E, se você consegue dar um sentido especial àquilo que se apresenta na sua vida, você encontra o sagrado.

E, com o meu tio, experimentei muitos momentos sagrados, cheios de significado e importância. Quando recebi a notícia de que ele retornou ao hospital com febre e mais agitado, chamando pelos seus pais que já se foram, pude ter a certeza de que, com a intenção amorosa, se consegue adentrar o coração do outro e ajudar, mesmo com a distância física.

Essa conexão me proporcionou a possibilidade de ajudar meu tio a se acalmar. Elevei meus pensamentos ao alto, pedi auxílio à minha avó paterna e me senti ao lado do seu leito hospitalar, como é minha prática semanal no trabalho de apoio e acolhimento com os pacientes, mas com a diferença de que, aqui, eu estou fisicamente presente, e lá eu estive somente com o meu coração.

A percepção foi que nós nos unimos em orações a ele, todas nós, ao redor do seu leito hospitalar, com muita amorosidade e honrando toda a sua existência até aquele momento. E ele nos recebeu com o mesmo carinho e gratidão.

Fiquei muito emocionada com esse momento especial para nós, eu, a minha avó paterna, ele, as suas filhas e sua sogra Dona Aparecida, a força feminina curativa da nossa família em intenção do nosso querido tio, filho, pai, genro, tudo o que ele foi construindo como ser humano e, agora, chegando em seu momento final.

Esse momento de terminalidade gera muitos sentimentos por parte de quem está partindo e daqueles que vão ficar, os familiares e amigos. Os mais frequentes são o medo, a insegurança do desconhecido, da separação de tudo que entendem como mais importante de seus vínculos. É perceptível o quanto meu tio se preocupava com seus filhos e esposa, se eles ficariam bem com a sua ausência. Fabrício Carpinejar escreveu que "Toda dor tem uma história por trás. Quem sabe escutar ajuda a cicatrizar".

Quando cheguei na Santa Casa para visitar meu tio na Unidade de Tratamento Intensivo, estava ansiosa para colocar meus olhos nele, verificar se ele estava recebendo os cuidados apropriados para aquele momento e tive uma inesperada decepção: Ribeirão é uma referência de cuidado em tratamentos em situações de doenças graves e sem perspectiva de cura e proximidade da morte, mas o que eu percebi lá foi que os médicos e a equipe de enfermagem não tinham nem a noção básica sobre cuidados paliativos.

A visita tinha a duração de vinte minutos, quando as duas pessoas que eram autorizadas para este momento ficavam com ele e recebiam o boletim médico, ao mesmo tempo. O médico entrava praticamente junto com os familiares e ficava conversando sobre o estado do paciente, como se o paciente não estivesse presente e interrompendo a conexão dele com os seus familiares.

Tive a oportunidade de acompanhar uma intercorrência no leito do meu tio, em uma das visitas a ele. O médico estava na ponta da cama, conversando com o meu primo, e não interrompeu a fala em nenhum instante. A enfermeira entrou no leito, na correria para colocar o respirador, a frequência cardíaca estava caindo e a minha percepção era que ninguém ali estava realmente presente.

Todos agiam como se o paciente não estivesse presente, algo muito triste de perceber, de suportar observar, pois era alguém muito precioso para mim. Mas, independentemente do grau de parentesco, era um ser humano sendo desrespeitado como pessoa, em suas dores mais profundas.

Eu me aproximei do meu tio, tomando o cuidado para não atrapalhar o procedimento agitado da enfermeira, e elevei os meus pensamentos ao alto, pedindo que a espiritualidade auxiliasse naquele momento, pois ninguém estava observando o sofrimento do paciente e dos familiares.

Foi uma experiência muito angustiante para mim, mas, de alguma forma, consegui sensibilizar a enfermeira com a minha tristeza, pois ao me ver chorar de maneira discreta, ela suavizou a sua atitude, terminou o que estava fazendo e saiu do quarto, respeitando aquele momento.

O médico também foi diminuindo o tom da voz e nos deixou a sós com o meu tio. A paz voltou a tomar conta daquele leito, graças a Deus. Naquele momento, a minha vontade era de tirar meu tio daquele hospital nos braços, mas, como isso seria impossível, entreguei no colo de Maria, mãe de Jesus, que saberia conduzi-lo com amor, com a paz que lhe era necessária.

Foi a situação mais desafiadora que já pude vivenciar em termos de cuidado. Tanto se fala em humanização nos hospitais, mas tem muitos lugares que ainda são muito atrasados em termos do desenvolvimento humano. Não estou desconsiderando que a equipe de profissionais que cuidou do meu tio tenha feito o seu melhor, mas, por falta de mais conhecimento, fizeram mais do que era necessário em procedimentos e exigências num paciente como ele, naquele estado de fragilidade.

O médico disse em uma das minhas visitas: "O seu Orides é uma aroeira, ele vai aguentar e sair dessa". E, ao olhar para a fragilidade do seu corpo desfalecendo, o cansaço de tentar sustentar a expectativa e o sofrimento das pessoas ao seu redor era evidente.

Reconhecer e respeitar o sofrimento do outro — com um olhar atento e sem julgamentos — é um remédio que acalma a nossa alma. A presença sincera opera mais resultados do que palavras soltas ao vento. Nunca exija mais, de uma pessoa, do que ela pode oferecer no momento. Cada um tem um nível de possibilidades e merece ser respeitado.

Eu acredito que tive algumas conversas sinceras com meu tio, mesmo ele estando com o nível de consciência menor, pois a linguagem utilizada era a da alma. Em uma delas, eu perguntei de que forma poderia ajudá-lo ainda mais do que eu já estava fazendo, nesse momento tão delicado que ele se encontrava, em que o sofrimento era muito evidente.

Me aproximei do seu leito e falei de toda minha gratidão por tê-lo como tio, em minha vida, o quanto eu sentia orgulho de todos os enfrentamentos que ele teve, durante sua trajetória aqui, que ele sempre foi muito corajoso, que ele conseguiu ser um bom marido, um bom pai para os três filhos, um bom profissional, correto, íntegro e digno de respeito. Disse que ele poderia ir tranquilo, que todos ficarão bem, porque ele conseguiu construir uma estrutura segura para todos e eles vão carregá-lo para sempre dentro do coração e da memória de cada um.

Essa sinceridade do meu coração ajudou meu tio, tenho certeza. Pois logo em seguida ele intensificou a sua entrega. E essa situação contribuiu para que os seus familiares fossem diminuindo a sua resistência em aceitar esse processo de terminalidade.

Muitas vezes não entendemos os caminhos percorridos, mas é necessário respeitá-los. O melhor caminho é o que se apresenta com menor resistência, é o que está diante de você no momento e que vai te conduzir ao seu propósito.

Não é possível negociar quanto aos fins, mas quanto aos meios, ao que a vida oferecer de possibilidades, é por lá que devemos seguir. A escolha é individual. Devemos respeitar cada escolha da família, sem julgamento, porque cada um apresenta um nível de suporte àquela situação vivenciada, e se for de outra maneira, pode gerar ainda mais sofrimento a ser enfrentado. Tudo a seu tempo.

Nesse processo de terminalidade do meu tio, ficou muito mais evidente a função da esperança cultivada pelos familiares e equipe médica. A esperança é a antítese do desespero, não da realidade. A realidade é dolorosa e inevitável, desde o momento do primeiro diagnóstico e, em medida cada vez maior, com a proximidade da morte. No meio de todas as informações médicas, exames e condições apresentadas, residia a esperança...

Ter esperança é uma função do coração e uma decisão da vontade; ser realista é apenas uma função de compreender o resultado mais provável. As pessoas envolvidas nessa situação podem partilhar a mesma visão de realidade e não partilhar a mesma esperança.

Meu tio foi apresentando sinais da sua partida como um conta-gotas, para evitar um sofrimento maior por parte de todos os envolvidos, inclusive da equipe médica e dos muitos profissionais que estiveram nos seus cuidados intensivos na sua mais longa internação, que também acreditavam firmemente na sua melhora. Eles não davam conta de perceber o tamanho do sofrimento nas demais dimensões do ser, nem que o seu desejo era descansar de tanta exigência em permanecer "lutando".

A pessoa que está partindo sabe que está partindo e sempre apresenta alguns sinais de aviso desta partida. Pode ser a procura pelo aperto de mão mais firme, pode ser através da abertura rara dos olhos, pode ser através da queda ou aceleração dos batimentos cardíacos, pode ser através de palavras, pode ser através da dificuldade das medicações ou procedimentos não apresentarem resultados esperados, mas o que é extremamente importante é estar presente e atento aos sinais.

Ele tem consciência de que não tem mais o que fazer, de que os esforços e procedimentos utilizados pelos médicos não farão os efeitos desejados e pede aos familiares que acatem a aprovação mais difícil, a mais dolorosa do amor: aceitar a morte.

É uma mescla de sentimentos experimentados por todos os familiares e envolvidos. Pois você pode apertar a mão de volta, não querendo deixar quem você ama para trás. São duas mãos, uma consentindo ir embora e outra tentando fazer o enfermo ficar, tão entrelaçadas que ninguém seria capaz de separá-las. É um nó de várias voltas, formado por duas forças contrárias se desejando.

É como uma fisgada de uma pescaria em que você, de modo oposto que ocorre à beira-mar, pretende liberar o peixe, desembaraçá-lo do anzol, devolvê-lo para as águas, prolongar a sua existência. (Fabrício Carpinejar, em *Manual do luto*)

Meu querido Tio Orides partiu no dia 14 de junho de 2024, no início da madrugada. O compasso das batidas do seu coração foi diminuindo suavemente, como um passarinho que quer pousar, e seguiu rumo à sua mais merecida travessia, nessa imensidão das águas e ao encontro com os seus entes queridos que já se foram e o aguardam com muito amor e alegria pela sua chegada.

Acredito que todo sofrimento vivenciado amplia a nossa alma. As dores são degraus para atingirmos a nossa humanidade; é a possibilidade de olhar a nossa vida de cima.

Os enfrentamentos difíceis nos fortalecem e formam uma escada para o céu, o céu pessoal de cada um, onde moram todos aqueles que já se foram e que amamos.

Quando a saudade apertar, meu querido, vou elevar os pensamentos no topo mais alto de uma paineira e declarar a minha falta e sentir o perfume das flores para acalentar o meu coração, como minha avó materna me ensinou desde quando eu era muito pequena: "Abra a janela da sua alma e escute com o seu coração".

Melina*

Uma jovem de menos de trinta anos, que me chamou atenção pela delicadeza dos seus pés e mãos.

Ao entrar no leito, observei que Melina estava encolhida em posição fetal, com os olhos fechados e sozinha, sem acompanhante.

Ao perceber a minha aproximação, ela abriu os olhos. Eu iniciei minha visita pedindo licença para me aproximar e disse: “Olá, Melina, boa tarde! Estou aqui para lhe fazer uma visita e saber como você está”. Ela respondeu com uma voz trêmula: “Oi. Eu estou com medo de morrer”. Respirei fundo, me aproximei um pouco mais e perguntei: “Medo de morrer?”. “Medo de ficar sem as pessoas”, ela respondeu.

Ao olhar em volta, reparei que ela estava sozinha, completamente solitária com todo aquele sofrimento do câncer metastático nas partes moles do corpo.

---

* Nome fictício.

Era uma situação muito triste, de uma fragilidade imensa em todas as dimensões do ser, pois estava com dor física, que provavelmente já estava mais tranquila pelos medicamentos, e dores emocionais, que se caracterizavam pelo total desamparo e fragilidade de suas mãos e seus pés, sua fala trêmula e insegura. Ela estava aguardando a visita da mãe desde a data da internação e, até o momento, ainda não havia recebido.

Perguntei se ela tinha alguma religião e ela disse que não. Sem uma conexão com o divino, mais um desamparo. O olhar era perdido, de quem nunca encontrou algo que lhe transmitisse segurança. Mesmo assim, perguntei se eu poderia fazer uma oração por ela. Ela autorizou.

Pedi misericórdia para aquela jovem criança desamparada e em grande sofrimento, que a Nossa Senhora a recebesse em seu colo sagrado e a conduzisse para a sua verdadeira morada. E, realmente, ela recebeu as bênçãos em seus dois dias finais de vida: sua mãe a visitou em um dia e, no outro, ela descansou nos braços da Nossa Senhora!

É interessante reconhecer que naquele único momento que tivemos juntas, no leito hospitalar, Melina pôde experimentar um olhar afetuoso, que iluminou seus recursos para sustentar o peso inefável daquela dor.

> Não me deixe rezar por proteção contra os perigos,
> mas pelo destemor em enfrentá-los.
> Não me deixe implorar pelo alívio da dor, mas pela
> coragem de vencê-la.

Não me deixe procurar aliados na batalha da vida, mas a minha própria força.
Não me deixe suplicar com temor aflito para ser salvo, mas esperar paciência para merecer a liberdade.
Não me permita ser covarde, sentindo sua clemência apenas no meu êxito, mas me deixe sentir a força da sua mão quando eu cair. (Rabindranath Tagore – poeta indiano)[5]

5 KÜBLER-ROSS, Elisabeth. *Sobre a morte e o morrer:* O que os doentes terminais têm para ensinar a médicos, enfermeiras, religiosos e aos seus próprios parentes. 10. ed. São Paulo: WMF Martins Fontes, 2017.

Sr. Bepe*

Um senhor que me lembrou
muito o meu avô paterno.

Sr. Bepe vinha de uma internação longa, de quarenta dias, longe de sua casa e com muitas intercorrências assustadoras, relatadas pela esposa que lhe acompanhava nos últimos dez dias.

A esposa era idosa, com 76 anos, assim como o marido, o que tornava a situação ainda mais custosa. Eles moravam em uma cidade próxima a Ribeirão Preto, mas seria difícil vir todos os dias ou até mesmo acompanhá-lo durante esse longo período de internação.

Logo ao entrar para a visita, cumprimentei com boa-tarde e pedi licença para me aproximar. Ele, apesar de bem debilitado, cujo corpo havia emagrecido e demonstrava fragilidade, me recebeu com um enorme sorriso, dizendo: "Lembro de você lá do Hospital das Clínicas, você fez uma oração para mim durante minha internação.

---

* Nome fictício.

Naquele momento, me emocionei, pois há bastante tempo não realizava mais o trabalho no Hospital das Clínicas de Ribeirão — que, antes, havia sido semanal, mas aonde ia, agora, somente em algumas solicitações específicas de pacientes ou familiares. Priorizei os atendimentos no Hospital Estadual de Ribeirão Preto.

Era uma mensagem especial que viria, eu senti no meu coração. Tivemos uma prosa boa, cheia de relatos de uma vida de companheirismo entre o casal, a perda de dois filhos e a aceitação que não seria possível ter mais filhos por uma questão genética, mas que tinham sobrinhos que lhes preenchiam de amor e alegrias.

O Sr. Bepe estava aguardando a alta para ir para casa, respirar um pouco na saudade que estava sentindo, depois de tantos dias fora e acompanhado de bastante insegurança e sofrimento. Eles estavam ansiosos com a espera da ambulância que os levaria para casa, embora algumas incertezas se fizessem presentes. Era final do dia, provavelmente chegariam em casa à noite e o Sr. Bepe estava com uma restrição severa de nutrição, inclusive de líquido.

Tem alguns detalhes no retorno para casa que, muitas vezes, podem gerar ainda mais angústia por parte dos familiares, pois durante a internação são supridos pelo hospital, como o suplemento que é diluído nas receitas, para que fiquem na consistência gelatinosa, possibilitando a ingestão do alimento.

Naquele dia, ao chegar à cidade, tudo estaria fechado, e a esposa nem sabia onde poderia encontrar aquele suplemento. Diante desse fato, conversei com a enfermagem, que se disponibilizou a pedir que a alta só acontecesse após o jantar, assim eles chegariam em casa já alimentados e, no dia seguinte, poderiam buscar pelo suplemento.

O jeitinho do Sr. Bepe me lembrou muito meu avô paterno, e alguns detalhes eram iguais ao meu Tio Orides, que também estava há quarenta dias internado na UTI, naquele momento, com 76 anos e sem a perspectiva de cura, em um momento de final de vida.

Pedi a permissão para fazer uma oração ao casal, para que eles fossem acolhidos nesse retorno à casa e recebessem a proteção e a alegria desse momento, pois senti que essa despedida seria mais difícil, pelo grande amor e companheirismo que eu observei que existia entre eles.

A esposa, antes da oração, disse que vinha pedindo a Deus para não levá-lo sem ela, pois sempre estiveram juntos e ela não conseguiria seguir sem ele. "Se Deus o levar, que leve os dois juntos." Aí meu coração apertou, senti a confirmação do que havia observado antes de iniciar a oração com eles.

Pelo amor, será mais difícil a aceitação da partida dele antes dela, mas a intensidade desse amor, de uma vida inteira compartilhada com o seu marido, também será o motivo para amenizar a dor dele, pelo enfrentamento de um câncer em estado avançado.

Meus olhos se encheram de graça por observar o quanto o amor é curativo nesses momentos de proximidade da morte; só com muito amor é possível transitar por esses momentos tão delicados de tamanha entrega de tudo o que se construiu de maior preciosidade, numa vida inteira de união. Como dizem, "o que Deus uniu, ninguém separa!".

Recolhe do ninho os ovos a mulher
Nem jovem nem velha,
Em estado de perfeito uso.
Não vem do sol indeciso
A claridade expandindo-se,
é dela que nasce a luz
de natureza velada,
é seu próprio gosto
em ter uma família,
amar a aprazível rotina.
Ela não sabe que sabe,
A rotina perfeita é Deus:
as galinhas porão seus ovos,
ela porá a sua saia.
A árvore a seu tempo
dará suas flores rosadas.
A mulher não sabe que reza:
que nada mude, Senhor
(Adélia Prado – poetisa brasileira)[6]

---

6 PRADO, Adélia. *Oráculos de maio*. 6. ed. Rio de Janeiro: Record, 2007.

Ana Maria*

Uma mulher corajosa e que adorava a natureza.

Ana Maria tinha 67 anos, três filhas casadas e um filho solteiro, que morava com ela em outro Estado. Com o diagnóstico de um câncer em região bastante delicada e íntima, foi encaminhada para tratamento no Hospital das Clínicas em Ribeirão Preto, mas passou por avaliações no Hospital do Câncer em Barretos e foi direcionada para Ribeirão, cidade mais próxima da residência de suas filhas casadas.

O diagnóstico de uma doença grave já causa um enorme impacto na rotina de vida de qualquer pessoa, um caminho desconhecido se abre pela frente e a única certeza é que serão necessárias coragem e disponibilidade para lidar com essa intercorrência.

Era uma pessoa cheia de vida, que falava da sua casa no campo com muita gratidão e alegria: "Lá eu trabalhava com

* Nome fictício.

a terra, cuidava dos animais, pescava no rio que margeava a propriedade". Com a gravidade da doença, precisou se mudar para perto de uma cidade em que pudesse receber o tratamento mais apropriado e ficar próxima da sua rede de apoio e cuidados.

Falava dessa dor de deixar a sua rotina que estava tão adaptada e se readaptar em outra cidade, da casa nova, de receber cuidados de pessoas com quem não tinha intimidade, mas que aceitava com a esperança de poder viver o tempo que lhe restava com mais qualidade e dignidade de vida.

O enfermeiro que pediu o apoio e acolhimento para essa paciente comentou: "Ela vai adorar receber sua visita; apesar da gravidade do caso, ela está sempre disponível pra receber cuidado". E, realmente, foi um privilégio esse nosso primeiro encontro, a oportunidade de dar sustentação à luz, para aquela situação de internação e fragilidade.

Às vezes, a vida nos desafia a reconstruir nossa casa interior por muitas vezes, até que seja possível habitar nela novamente. Cada vez que enfrentamos dificuldades, é uma oportunidade para remodelar nossa estrutura emocional e fortalecer os alicerces da nossa alma. Não podemos ter pressa nesse processo, cada um vai no seu devido tempo.

Esse acolhimento emocional e espiritual oferecido aos pacientes é com o intuito de proporcionar camadas extras de conforto na jornada desta reconstrução, no tratamento de cuidados paliativos, direcionando a luz para o que realmente é sagrado para aquela pessoa. E o resultado é sempre a percepção de uma imensa gratidão e paz que alargam a alma.

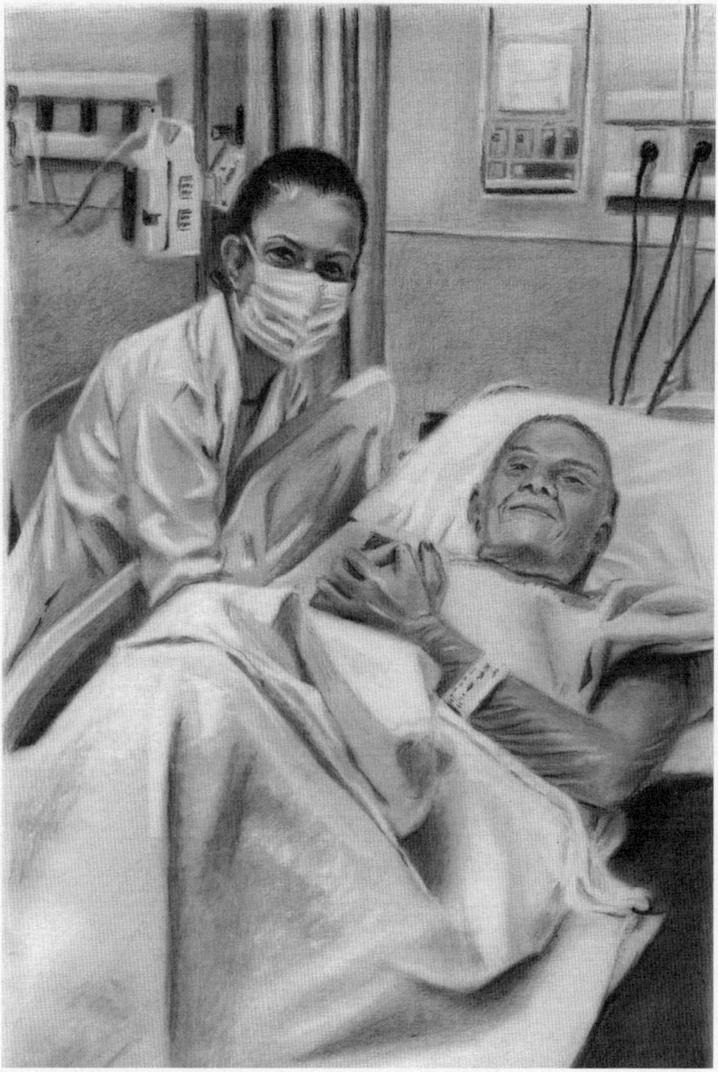

No decorrer dos nossos encontros, após 28 dias de internação, a paciente estava muito mais familiarizada com a minha presença, o que proporciona um espaço de confiança. Ela estava bem sonolenta e, ao me aproximar com delicadeza, ela abriu seus olhos e o seu coração para mais uma conversa amparada pela luz da espiritualidade.

O leito, que era duplo e com dois acompanhantes, nos proporcionou um silêncio magnífico, um espaço onde a luz adentrou com a possibilidade de que as dores pudessem ser diluídas através das palavras e fazer os curativos emocionais necessários antes da sua volta para casa.

Ela comentou que estava com muito medo de sair do hospital, e foi a primeira vez que escutei esse medo, pois a maioria, por pior que seja a gravidade do caso, quer voltar para sua casa. Mas o seu medo era voltar a sentir as dores enlouquecedoras de antes. No hospital, o atendimento para amenizar essas dores é muito rápido; a medicação é aplicada na veia e logo a dor passa, sem alcançar o desespero.

A paciente relatou que nunca recebeu tanto cuidado assim, que durante esse tempo todo de internação se sentiu amparada dentro de todas as suas necessidades. Me disse: "Até a cozinheira vem me perguntar se eu estou com vontade de comer alguma coisa".

Eu perguntei: "E você sente vontade de alguma coisa?".

"Sim, pedi sorvete! E já veio várias vezes. Pedi também arroz com ovo e salada de tomate, temperado com limão para ficar mais azedinho. E você acredita que elas me atenderam?"

Não podemos desprezar o poder das pequenas coisas, das coisas simples da vida. Quando se está no final da vida, o que as pessoas mais expressam de desejo é das coisas simples: uma Coca-Cola, pipoca, sorvete, gelatina... E isso faz uma grande diferença, uma nutrição que lembra o colo de mãe, ou casa da vó, e que acalenta a alma.

Em cuidados paliativos, é prioridade proporcionar ao paciente esses cuidados, para que a pessoa possa ser respeitada e atendida dentro das suas necessidades, e sua dignidade possa ser preservada.

O respeito é um ato de consciência que você fez porque olhou no olho da outra pessoa e sentiu a necessidade dela e escutou sem interferência o que ela disse. Essa é uma oportunidade de você se expressar como ser humano.

E outra situação: depois do seu retorno ao hospital, fui chamada pela paciente em um sábado à tarde. Ao me aproximar, ela disse que estava com um enorme desconforto, ainda com dores intensas por conta da higienização do local das lesões e o medicamento ainda não havia feito o efeito esperado. Naquele momento de tamanho desespero e insegurança, minha presença proporcionou a calma, a certeza de que não estava sozinha dentro daquele imenso sofrimento.

Ela foi falando e escorrendo as suas maiores dores, bem mais profundas do que as lesões aparentes. Me contou uma sequência de coisas que eram sagradas para ela, principalmente em relação aos seus filhos, que eram sua maior preocupação, pois não gostaria que eles a vissem naquele desespero. Ela fazia um esforço imenso para estar bem, diante dos olhos deles. Nos emocionamos juntas e eu disse para que confiasse no amor deles por ela, assim como o dela por eles. Só o amor vai até o coração e nos liberta do nosso compromisso de nos mantermos fortes diante das intempéries da vida.

Ela demonstrou a vontade de voltar para casa e atender ao pedido da neta, que é criança e pediu a Deus que trouxesse sua avó curada para casa. Eu disse a ela: "A senhora sabe que, na gravidade e extensão da sua doença, a cura não é uma possibilidade. E que a sua neta, por ser uma criança, ainda não tem a dimensão da sua situação. Mas ela tem o coração puro e vai ter a possibilidade de compreender que a senhora continuará em todos os cantos daquela moradia, basta acessar as pistas de amor que já foram deixadas lá, com essa intenção".

O filósofo Martin Heidegger tentou descrever como nós experimentamos a angústia. Ele não falava nos temores cotidianos, quando experimentamos o medo de algo ou alguém que sabemos definir. Tratou, no livro *Ser e Tempo* (1927), da angústia em sua dimensão ontológica. Escolheu a palavra "desterro", traduzida do alemão *unheimlich*. Segundo ele, "[...] a angústia se experimenta como um desabrigo da terra natal, que nos inspira amparo e familiaridade". Esta sintonia emocional se revela como a vertigem que flerta com a perda do próprio chão.

Ao se despedir deste encontro, Ana Maria me disse: "Carla, muito obrigada por tudo, eu amo você!". Meu coração se encheu de gratidão, pois me senti honrada pela oportunidade de adentrar mais um território sagrado, onde poucos são os que têm a permissão de pisar.

Apesar de todo o medo e insegurança que o processo de morte proporciona, é também um momento muito especial da existência, e poder acompanhar e ajudar nessa passagem é algo indescritível. É oferecer a sua mão para encorajar essa trajetória, na confiança de que toda a assistência espiritual está nos amparando e tudo acontecerá na sua mais perfeita ordem. Este é o significado de fé para mim.

Neste último encontro, Ana Maria pôde verbalizar o que estava sentindo com mais tranquilidade, pois estávamos sozinhas, sem a presença de algum dos familiares. Tivemos a possibilidade de nos despedirmos com a troca de amorosidade que foi construída durante esses tempos finais. Logo depois, foi sedada por orientação médica e com objetivo de preservar o sofrimento maior por parte da paciente e de seus familiares.

Além das palavras

Dentro deste mundo há outro mundo
Impermeável às palavras.
Nele, nem a vida teme a morte,
nem a primavera dá lugar ao outono.

Histórias e lendas surgem dos tetos e paredes,
até mesmo as rochas e árvores exalam poesia.

Aqui, a coruja transforma-se em pavão,
o lobo, em belo pastor.

Para mudar a paisagem,
basta mudar o que sentes;

e se queres passear por esses lugares,
basta expressar o desejo.

Fixa o olhar no deserto de espinhos.
Já é agora um jardim florido!
Vês aquele bloco de pedra no chão?
Já se move e dele surge a mina de rubis!

Lava tuas mãos e teu rosto
nas águas deste lugar,
que aqui te preparam um fausto banquete.
Aqui, todo ser gera um anjo;
e quando me veem subindo aos céus
os cadáveres retornam à vida.

Decerto viste as árvores crescendo da terra.
Mas quem há de ter visto o nascimento do paraíso?
Viste também as águas dos mares e rios,
mas quem há de ter visto nascer
de uma única gota d'água
uma centúria de guerreiros?

Quem haveria de imaginar essa morada,
esse céu, esse jardim do paraíso?
Tu, que lês este poema, traduze-o.
Diz a todos o que aprendeste
Sobre esse lugar
(Rumi – poeta e teólogo do século XIII)[7]

7 RUMI, Jalal ud-Din. *Poemas místicos:* Divan de Shams de Tabriz. Seleção, tradução e introdução de José Jorge de Carvalho. 2. ed. São Paulo: Attar, 2010. p. 54-55

Dona Thereza

Mulher alegre, cheia de vida e corajosa — palavras da filha, ao falar de sua mãe.

Recebi um pedido especial para esse acolhimento de Dona Thereza pela filha Regina, que já conhecia o meu trabalho. Ela optou por se dedicar aos cuidados exclusivos da mãe desde quando surgiu o primeiro grande enfrentamento com o diagnóstico de câncer.

O primeiro tratamento foi bem-sucedido e a sua mãe não soube o que verdadeiramente estava tratando, por opção própria e talvez pela proteção dos familiares, evitando um sofrimento maior. Ela não perguntou e as pessoas envolvidas não disseram.

Depois de um bom tempo de sua recuperação, já lidando com outras intercorrências de saúde, Dona Thereza perguntou, em uma conversa com a filha: "O que eu tive daquela vez era câncer, né?".

Essa informação verdadeira sobre a doença é muito importante, pois oferece a oportunidade de um enfrentamento consciente, por pior que seja. A doença é um caminho para a cura de alguns sentimentos represados, de alguns comportamentos e posturas rígidas e conservadas, pois com os sintomas aparece o espaço necessário para reavaliar, ponderar e fazer escolhas.

No retorno do câncer, agora em uma condição do organismo ainda mais debilitado e com algumas restrições cardíacas, respiratórias, vasculares e de mobilidade, houve a necessidade de um acompanhamento mais intensivo de cuidados paliativos.

É interessante o processo que vai se desenhando ao longo do adoecimento e com a proximidade da morte. Cada queda da sua funcionalidade é com a intenção de preparação de todos os envolvidos para essa grande travessia.

Dona Thereza teve uma intercorrência grave, um sangramento que precisou ser administrado. E para isso ser feito corretamente, foi necessário interromper um medicamento utilizado, o que ocasionou um AVC.

Nesse caso, podemos observar o imenso amparo divino, pois se Dona Thereza estivesse consciente, seria muito mais difícil a entrega. Como mãe, ela sempre desejou proteger as filhas e netas de todos os sofrimentos.

Com a condição da diminuição do seu estado consciente, foi possível uma despedida mais tranquila, ao lado de todas as filhas e netas. As filhas relataram, no seu leito hospitalar, durante a minha visita de amparo e acolhimento, que uma neta estava fora do Brasil há um ano e meio e muito angustiada por não estar ao lado da avó nesse momento.

A mãe desta neta, uma das filhas de Dona Thereza, pôde expressar a sua tristeza e insegurança de como lidaria com aquela situação. Perdendo sua mãe, tinha muitos sentimentos envolvidos e se preocupava em proteger sua própria filha, que estava negando a situação por acreditar que a avó conseguiria aguardar até o seu retorno ao Brasil, em defesa de um sofrimento ainda maior a ser enfrentado com a sua morte. A neta não conseguia aceitar que a avó estava partindo, mesmo com as orientações médicas.

Fui escutando as filhas, observando a amorosidade ofertada à mãe e os sentimentos que permeavam aquele leito do hospital São Lucas, em Ribeirão Preto. Um leito apropriado para a situação de despedida, pois era reservado e parecia que ela estava em casa, não em um hospital com todos os ruídos e movimentações características.

É interessante essa costura do invisível, do que está por trás do que é verbalizado e aparentemente visível. Nessa assistência, a necessidade maior era da família, pois a paciente estava com um semblante sereno, de quem absorveu todo o cuidado direcionado a ela até aquele instante.

A minha presença era para o amparo e sustentação da amorosidade e luz presentes naquele leito. Percebi a necessidade de incluirmos, naquele instante de oração, a neta que estava fora do Brasil e a filha que faleceu aos nove anos com leucemia. As filhas haviam me contado desta perda tão significativa da mãe, para ofertarmos todo nosso amor naquele momento tão especial.

Foi perceptível o quanto Dona Thereza se acalmou com essa inclusão e reconhecimento. As filhas se tranquilizaram e puderam usufruir daquele momento, onde todos foram beneficiados pela gratidão da vida daquela mulher forte e referência de cuidado amoroso.

Quando uma pessoa se fez presente em sua trajetória de vida e confia que entregou o seu melhor em cada momento não apresenta tanta resistência à morte. Acontece a verdadeira entrega, pois ela confia que continuará viva no coração de todos que a amam.

Como disse o filósofo e escritor indiano Nilakanta Sri Ram, "Você deve perder o seu coração todos os dias e ir em busca dele e assim você descobrirá que seu coração é o coração de todas as coisas".

Sr. Bento*

Um homem cuidadoso com a sua presença, mesmo em situação adversa.

Ao entrar neste leito, pude experimentar algo inédito: observar o paciente se preparar para a minha presença. Ele arrumou o seu pijama de modo a camuflar a fralda e a sua magreza aparente, que traduzia o sofrimento enfrentado anteriormente àquela internação, pois era o seu primeiro dia naquele hospital.

Sua esposa, que estava na poltrona ao lado, prendeu a franja do cabelo com uma presilha e expressou um sorriso receptivo nos lábios. Se reorganizou na poltrona, se sentando com a postura mais ereta, com respeito à minha proximidade.

Eu fiquei emocionada ao perceber tamanha disponibilidade e receptividade por parte daquele paciente e sua acompanhante. Ao me aproximar e cumprimentá-los, como de costume, fui impactada com a sua delicadeza

* Nome fictício.

em me responder, observando o meu nome bordado no jaleco: "Eu agora estou muito bem, Carlinha! E você?".

Ao escutar aquela voz pronunciar "Carlinha", meu coração se alegrou, me fez lembrar do meu Tio Toninho, não só pelo tom da voz, como também pela estrutura corporal mais esguia, o cabelo branquinho e o cuidado com a sua vestimenta, que está sempre impecável — a roupa parece que não amassa, está como se acabasse de vestir.

O Sr. Bento ficou hospitalizado mais de sessenta dias no Hospital das Clínicas de Ribeirão, passou por duas cirurgias, infecções e momentos bastante delicados para ele e sua linda companheira de 49 anos de casamento, um cuidando do outro. Ele disse estar cansado e querendo voltar para casa, mas consciente de que o mais difícil já havia ficado para trás.

O que mais estava lhe preocupando era que sua esposa, também de 78 anos, estava sem dormir em uma cama durante todo esse longo tempo de internação. Ela estava mais cansada do que ele, pois ele recebia o tratamento e medicações direcionadas para a sua recuperação e ela sentia todo o sofrimento em lhe ver naquela situação, mas não recebeu a atenção e o cuidado necessário para a cuidadora especial que era.

É importante estarmos atentos a uma escuta amorosa, pois o sofrimento se apresenta em várias dimensões do ser e podemos auxiliar para que essas dores possam escorrer pelas palavras, aliviando o coração. O sagrado ofício de cuidados paliativos é selecionar esperanças viáveis e nutritivas, mesmo diante de situações desfavoráveis.

> É com delicadeza que atingimos precisão cirúrgica, é com delicadeza que a borboleta elabora suas asas, seus voos complexos, acrobáticos e leves pelo vento. Vento que corre dentro e fora de nós. (Lucas Lopes – artista e poeta brasileiro)[8]

Esse foi um encontro muito especial, que me nutriu imensamente, me fez relembrar da minha avó, seus ensinamentos sobre o que é sagrado, onde encontrá-lo, sobre a delicadeza das pequenas coisas, da importância do cuidado e de preservar a dignidade do outro em situações de sofrimento.

Reafirmou o meu propósito como ser humano que sou. Acendeu a minha esperança em ampliar esse conhecimento tão importante para minimizar a dor das pessoas, auxiliando em situações delicadas na sustentação da luz e do amor para a cura da alma.

Ao entrar em cada leito, tiro os sapatos, mentalmente, em respeito ao que vou me deparar, em cada passo em direção ao que vou conhecer, neste território tão sagrado que é a intimidade de cada um. Com o coração no lugar certo, disponibilizo uma escuta acolhedora, com a possibilidade de facilitar o esvair da dor pelas palavras e o alívio do coração daquele que meus olhos alcançam.

---

8 LOPES, Lucas. Salve Santa Bárbara! Sustentar a força da delicadeza. Post no canal @lucas.lopes.art, publicado no Instagram, em 4 dez. 2024. Disponível em https://www.instagram.com/p/DDJ6kzfNuBY/. Acesso em: 30 jun. 2025.

Violeta*

Mulher de 35 anos, jovem,
alegre e cheia de vida.

Era 22 de dezembro de 2019, finalzinho de ano, quando a maioria das pessoas se agitava para as comemorações de Natal e Ano-novo. O marido havia saído para trabalhar e ela se encontrava sozinha em casa, com o filho, quando passou mal e desmaiou. Ela já apresentava dores fortes na cabeça desde 2015 e estava sendo tratada.

O marido, ao chegar em casa, se desesperou, ao encontrá-la no chão do banheiro e o filho sem poder explicar o que havia acontecido. Foi levada para o Hospital São Francisco, de Ribeirão Preto, onde recebeu atendimento, mas teve morte cerebral e faleceu dia 25 de dezembro de 2019.

Foi tudo muito rápido, o que dificultou o entendimento do marido, que se encontrou totalmente desamparado e sem chão diante do inesperado. No hospital, embora tenha o serviço de apoio espiritual e capelania, não recebeu o aco-

---

* Nome fictício.

lhimento necessário. Uma das irmãs, que conhecia o meu trabalho, me pediu para atendê-lo, porque não sabia o que fazer para ajudar o irmão naquela situação tão desesperadora para todos os envolvidos.

A morte, quando não é anunciada por uma doença grave, internações mais longas sinalizando que o quadro não apresenta melhora, acaba sendo muito mais difícil de ser processada, digerida. O marido apresentou muitos questionamentos, como: "E, se eu estivesse em casa e socorrido imediatamente, será que ela teria morrido? E se ela tivesse passado por cirurgia para resolver aquelas dores de cabeça, desde 2015? E se os médicos pudessem ter mais recursos...?".

O marido tinha a necessidade de falar, para conseguir transbordar toda a dor que teve que absorver, de maneira tão abrupta, pois logo após o falecimento teve que providenciar todo o deslocamento até Alagoas para o sepultamento, onde a família dela e a dele moravam.

Para toda família foi muito triste e inesperado. As dúvidas em relação à criança, o que fazer com ela, como lidar com a situação, o que poderia ser dito. Embora o filho tenha presenciado a mãe caindo no banheiro, o pai desesperado e a tristeza da ausência da mãe. Tudo era muito assustador e gerou muita insegurança.

O marido contou que ela era uma mulher ainda muito jovem, cheia de alegria e entusiasmo pela vida. Que sempre quis ser mãe e adorava seu filho. Que ela o ajudou a se ajustar na vida, pois antes ele bebia muito com os amigos, após o horário de trabalho, e não se comprometia com a vida de casado. Ela era o alicerce da casa, e com a sua partida, ele se viu completamente sozinho e sem perspectiva de seguir adiante.

O acolhimento, neste caso, aconteceu no meu consultório; ele veio algumas vezes para receber o suporte a todo sofrimento vivenciado e o apoio ao luto. Ele foi se fortalecendo, redirecionando possibilidades de lidar com sua nova realidade com o filho de quatro anos e cuidando das suas dores.

Ele ainda ficou um tempo morando em Ribeirão Preto, com a ajuda das irmãs para o cuidado com o filho, mas, depois de alguns meses, voltou para perto dos seus pais, numa cidade mais tranquila, em Alagoas, para criar seu filho e trabalhar. Precisava deste amparo materno e foi muito bom para ele.

Todas as vezes que dependemos do outro, que depende do mundo para dizer se somos ou não capazes, é possível que não tenhamos coragem para seguir em direção ao desconhecido.

Isso me faz lembrar da passagem bíblica da saída do Egito. Moisés estava liderando os hebreus e ele conta que, ao chegar, se depara com quatro acampamentos dos hebreus.

O primeiro acampamento queria voltar e pedir desculpas, ou seja, voltar para o cativeiro; o segundo acampamento queria permanecer rezando para se salvar; o terceiro acampamento queria lutar, brigar com os egípcios e o quarto acampamento queria se jogar ao mar.

Moisés, liderando os quatro grupos que queriam coisas diferentes, não sabia de que maneira direcionar aquela situação e, se recolhendo, foi perguntar a Deus o que fazer. E Deus respondeu: "Diga ao povo que marche!".

Marchar significava ir para o mar; para seguir em frente, eles deveriam ir para o mar. E, quando o primeiro homem a entrar no mar, que não sabia nadar, estava com água até o nariz, Deus, comovido pela confiança que o povo depositava nele, abriu passagem.

Pelo caminho seco, através do molhado. Se soubéssemos que, primeiro nós andamos, e depois o mar abre, não ficaríamos tanto tempo parados no mesmo lugar. Muitas vezes esperamos que haja sinais para seguirmos em determinada direção. E não saímos do lugar enquanto o caminho não se abre. Mas a trilha se revela quando nos entregamos.

O caminho "seco" é poder pisar com segurança, mesmo tendo trechos de total instabilidade, que seria o caminho "molhado". O caminho molhado poderia ser todas as emoções que permeiam a nossa insegurança em relação ao desconhecido.

Dentro deste lugar de tamanha insegurança, temos que acreditar que seremos capazes de trilhar esse caminho, que teremos coragem para isso. E não podemos duvidar daquilo que está dentro de nós em relação a essa segurança.

Foi o que eu me disponibilizei a fazer com esse marido, apoiar e acolher o luto de sua amada esposa. Tivemos algumas conversas muito reparadoras e que o auxiliaram a seguir, mesmo em trechos “molhados”. Lembrei a esse pai que havia uma criança muito indefesa que precisava dele como uma segurança paterna e de estrutura familiar, e agora seriam só os dois, pai e filho.

A diferença do meu acolhimento e o de um líder espiritual, como um padre ou um pastor, é que tenho uma abrangência no meu olhar para reconhecer e amparar o sofrimento do outro, porque aprendi a reconhecer e cuidar de todos os meus. Nós só podemos levar alguém até o lugar onde já estivemos, com a segurança do retorno. O líder espiritual usará dos recursos da religião para fazer esse auxílio.

De tempos em tempos ele retorna para Ribeirão Preto, agenda um horário e vem me contar como estão as coisas na vida dele. Eu me sinto grata por reconhecer que as pessoas que precisam de ajuda encontram meios de achar os caminhos, se estão abertas para receber essa ajuda.

Este homem era grande, robusto, mas com uma fragilidade maior do que a do filho de quatro anos, quando chegou até mim. Chorava como uma criança que nunca pôde experimentar colocar para fora, tamanho o sofrimento, até encontrar um espaço de confiança que fosse acolhedor.

Eu o auxiliei nos curativos mais urgentes de sua alma e contribuí para a ampliar a consciência de que Violeta permanecerá viva no coração dele e do filho e, com o seu perfume de flor, continuará zelando pelo pequeno e se fazendo presente quando ele sentir saudades.

Sr. Mirtes*

A experiência mais dolorida,
que tive, da morte de uma
pessoa tão querida.

O Sr. Mirtes era o pai do meu primeiro namorado, na adolescência em Penápolis. Nossa relação era mais distante, no começo, porque eu era muito tímida e ele tinha uma postura que estabelecia respeito. Mas, com o tempo de convivência, fui conhecendo e aprendendo a admirar aquele homem, que era tão zeloso com a família, amoroso com a sua mulher, Dona Neciam, a quem chamava de "Nicinha", e com todas as outras pessoas que tiveram o privilégio de conhecê-lo.

Ele foi um dos melhores exemplos de homens que já conheci, pois era muito correto, íntegro e, ao mesmo tempo, amoroso, brincalhão em todas as situações. Nunca presenciei o Sr. Mirtes reclamando de alguma coisa. Ele tinha epilepsia, uma doença em que há perturbações da atividade das células nervosas do cérebro, causando convulsões.

---

* Nome fictício.

O Sr. Mirtes fazia o tratamento corretamente e a Dona Neciam sempre cuidou para que ele não se sentisse preocupado com essa situação. Ela se mantinha calma e sabia o que fazer para proteger o marido e seus filhos de uma situação mais delicada que pudesse gerar insegurança.

Éramos apaixonados por café. Quando chegava em sua casa, a primeira coisa que ele me oferecia era um cafezinho, que ele fazia questão de preparar. Me chamava de "menininha Carla"; achava aquele gesto tão amoroso que, sem perceber, fui me apaixonando cada vez mais por ele. Ele me reconhecia e, de alguma maneira, me lembrava da minha essência.

Namorei seu filho por sete anos e meio e, hoje, eu penso que só me relacionei com ele para conhecer seus pais, que eram referências imensas de pais amorosos e, ao mesmo tempo, porto seguro para os filhos e agregados.

Quando passei na faculdade em Bauru, eu já havia terminado o namoro com o filho deles, que, na ocasião, já estava morando em São Carlos para estudar. Eles se mudaram para Bauru e foram morar em um apartamento no mesmo condomínio de prédios que eu. Fiquei tão feliz com eles lá; para mim, foi meu *grounding* naquela fase nova da minha vida.

Fiquei dois anos em Bauru e fui dar continuidade à faculdade em Assis, quando me distanciei deles naturalmente, o que foi providencial para seguir a minha vida, sem a ilusão de retornar àquele namoro, e poder conhecer outras pessoas.

Mas, em momento algum, deixei de carregá-los comigo, de sentir saudades... No meu casamento, voltei àquela casa com enorme alegria para convidá-los — sempre fui recebida com amorosidade. Acho que foi a última vez que encontrei o querido Sr. Mirtes.

Eu procurava por notícias deles através dos meus pais, que são amigos deles em Penápolis e faziam parte da mesma loja maçônica. As notícias que eu recebia eram boas, que eles estavam bem, cada vez chegava um novo neto. A família foi crescendo e se desenvolvendo, e eu me alegrava em saber disso.

No final da pandemia, o Sr. Mirtes teve covid-19. Ele passou mal e foi hospitalizado às pressas. Em poucos dias faleceu. Dona Neciam me contou que, quando o resgaste foi buscá-lo em casa, ao vê-lo descer as escadas, sentiu que era uma despedida. Assim foi.

Naquela época, apesar de estar no final da pandemia, tinha uma restrição ainda severa e risco grande no contato, principalmente com pessoas de idade. A esposa, por também ser idosa, não podia acompanhá-lo nesta internação na Santa Casa de Penápolis.

Quando recebi a notícia do seu falecimento, eu chegava do trabalho e meu marido estava na preparação para um exame de colonoscopia, que seria no dia seguinte, o que me impossibilitou de estar presente em sua despedida — e de abraçar a família.

Experimentei uma dor indescritível, chorei muito no chuveiro, o que ajudou a escorrer toda aquela tristeza misturada com uma profunda gratidão por tanto que ele havia me proporcionado durante o tempo da nossa convivência. “Morre quem é esquecido”, e o Sr. Mirtes jamais será esquecido porque vive em muitos corações.

Tem algumas pessoas que passam pela nossa vida e, com imensa sabedoria e simplicidade, constroem pontes que nos conectam sempre que temos necessidade, e assim me sinto em relação ao querido Sr. Mirtes.

Com a sua partida, veio a possibilidade de um reencontro, pois voltei àquela casa por diversas vezes. Sempre que vou a Penápolis, faço uma visita para tomar um café e matar as saudades. Dona Neciam me recebe de maneira carinhosa, falamos sobre os seus sentimentos de tristeza, da falta que ela sente da companhia dele, das lembranças gostosas, compartilhamos o prazer de admirar fotos antigas e mais recentes, e eu adoro.

Tivemos a possibilidade de compartilhar sentimentos que estavam reservados desde aquele final de namoro, que foi tão triste para ambas as partes, mas que não puderam ser ditos.

É possível nos sentarmos com a tristeza, deixar que ela fale conosco sem o medo de ficarmos grudados nela e darmos o espaço para a alegria de ter vivido o tempo que nos foi permitido até o momento da despedida.

Hoje o Sr. Mirtes mora em um espaço especial no meu coração, pois a maneira como ele sempre me enxergou e me amou, como eu era, ficará registrada no lugar que considero mais sagrado do meu ser: minha memória de amor. Ele nos deixou muitas pistas de amor para encontrá-lo quando a saudade apertar.

Francisco*

Homem discreto, elegante na postura diante da vida e com uma tristeza no olhar que sempre me despertou atenção.

Eu já tinha dado por encerrados os relatos neste livro. Foram milhares de encontros, cheios de beleza, neste percurso; casos que selecionei de maneira aleatória, pois não seria possível descrever a maioria. Quem sabe em outra oportunidade...

Então, recebi um pedido especial nestes últimos momentos da escrita, durante um sonho muito nítido, de um homem íntegro, generoso e amigo da família. Ele partiu tem pouco tempo, mas permanece vivo dentro de muitos que tiveram o grande privilégio de conhecê-lo.

Desde que conheci Francisco, ele me surpreendeu com a sua educação, elegância e integridade. Discreto, mas com um olhar triste, que sempre me despertou atenção.

---

* Nome fictício.

Ele sempre foi mais calado, parece que cuidava das palavras e só as pronunciava com segurança de que seriam bem recebidas.

Mas, como adoro conhecer as histórias das pessoas, me desperta a curiosidade de cavar sempre um pouco mais, sem ser invasiva. Tenho interesse em saber se tinha mais irmãos, no que trabalhava, como conheceu a esposa, como foi ser pai de três mulheres, onde morava sua família de origem...

Outro comportamento dele que me chamava atenção era gostar de andar longas distâncias a pé, ou de bicicleta, tinha a impressão de que havia uma inquietação interna e que ele precisava encontrar uma direção, um caminho que lhe confortasse a alma.

No meu casamento, Francisco recebeu o pedido do genro que tanto admirava, para namorar sua filha do meio, e foi uma de suas alegrias mais interessantes que pude presenciar. Também teve outras, como um dia que fomos até sua residência, após um passeio de bicicleta, e ele nos surpreendeu com fatias de cupim assado quentinho para o lanche da tarde, expressando o prazer em nos receber. E realmente foi um final de tarde muito divertido; lembro dele muito feliz com aquele encontro.

No nascimento do meu primeiro sobrinho, o Francisco teve uma queda do telhado bastante significativa e com risco de morte. Foi ali que notei o quanto aquela família se desesperou com a situação, pois nunca haviam pensado na possibilidade de viver sem ele.

Numa ocasião, em conversa despretensiosa com uma das filhas sobre o trabalho que eu estava desenvolvendo em cuidados paliativos, nos hospitais, ela me disse: "Eu não consigo nem pensar na possibilidade de perder os meus pais". E eu disse que precisávamos pensar, sim, afinal, a morte faz parte da vida. Mais uma confirmação de que tudo é providencial nas obras de Deus! Essa conversa aconteceu uns quatro anos antes da partida dele.

Ele foi um homem que viveu para ser o provedor da sua família. Tudo era com ele, pois ele era habilidoso com as coisas que aconteciam, e houve situações bem delicadas, mas tudo seguia com a segurança transmitida pelo pai. Ele também era muito generoso com as pessoas, ajudou muita gente de maneira discreta e se sentia grato pela oportunidade de contribuir.

Durante a pandemia, ficaram muito reservados pela fragilidade da esposa, as preocupações eram direcionadas a ela, às filhas, aos netos, mas não com ele, embora alguns sinais estivessem sendo apresentados.

Francisco teve dengue e ficou em estado bastante delicado por algum tempo de internação, embora todo mundo o considerasse um homem forte, que praticava atividade física, saudável. Ninguém desconfiava da sua imensa fragilidade.

Me faz lembrar da história da morada de São Francisco de Assis:

Seu irmão

Irmão e irmã
Seja bem-vindo à casa que nasci
E onde eu vivi os primeiros 24 anos da minha vida
As festas com os amigos e os sons de glória
E o encontro com Deus
E o caminho de conversão a ele
E o cárcere que ele já tinha passado em Perugia
E depois, aqui na minha casa
E o conflito com o meu pai e enfim, a saída daqui.
Deus me chamava para consertar (reparar) a casa
dele em mim e depois a igreja do seu filho.
Era melhor obedecer ao invés de obedecer ao meu
pai Pietro.
Irmão e irmã
Torna-se peregrino da minha casa terrestre, mas
caminhe em direção à casa de Deus, dentro de você.
Em direção à casa de Deus que é o paraíso.
Levante-se e caminhe
Eu acompanho você com o testemunho
da minha vida
Eu apoio os teus passos com a oração
Caminha, eu te espero.
Deus te abençoe.
(Francisco de Assis)

Francisco teve um AVC hemorrágico e partiu rapidamente por amor a todos da sua família, pois sabia que, se demorasse um pouco a mais, ninguém o deixaria — e talvez ele mesmo não tivesse coragem. Deixou tudo bem-organizado para assegurar a tranquilidade de todas, suas mulheres queridas, e a de seu neto amado, seu companheiro predileto.

Ele foi construindo muitas sinalizações na rota do amor para ser encontrado quando a saudade apertasse. Deixou um bugue, para o neto, que é pura diversão para a criançada, e os caminhos descobertos e percorridos de bicicleta, pela cidade, mostrando o que era essencial para encontrar o acalento em momentos mais turbulentos, caso fosse necessário.

Deixou alguns carros antigos, que eram a sua paixão e que seguem na vida dos que ficaram com a possibilidade de conduzi-los à descoberta de novos caminhos.

Pandemia Mundial de covid-19

Apoio e escuta ativa direcionada aos profissionais do Hospital Estadual de Ribeirão Preto, presencial.

O convite da coordenadora de humanização do hospital me deixou muito feliz e honrada pela oportunidade de ajudar os profissionais do Hospital Estadual, naquele momento de pandemia mundial de covid-19.

Os próprios funcionários solicitaram minha ajuda e apoio, pois estavam com muito medo, insegurança de trabalhar com o risco de contaminação pelo vírus e de lidar com a realidade de alguns colegas próximos internados em estado gravíssimo.

Desde que começaram as implantações dos primeiros hospitais de campanha, meu coração se agitou com o impulso de ajudar a comunidade como um todo com meu apoio emocional e espiritual. Mas a minha responsabilidade e comprometimento com os meus pacientes do consultório me seguraram para que eu não me deslocasse para um destes hospitais.

Esse convite do próprio hospital no qual já trabalho há dez anos e onde tenho um lugar de escuta respeitado por todos os profissionais fez meu coração se alegrar com essa possibilidade e tamanha honra. Logo em seguida, vieram as solicitações on-line para atendimento de profissionais de outros hospitais e pessoas que eram indicadas para receber essa assistência.

Disponibilizei horários para acolhimento em grupo e individual, alguns dias na semana. Esses horários eram baseados na disponibilidade da equipe, pois o trabalho deles era intenso, mas a necessidade dessa ajuda era fundamental para todos. Os encontros presenciais foram realizados na área de convívio, na parte aberta do hospital e seguindo todos os protocolos de segurança exigidos.

No primeiro dia que cheguei para o atendimento, ao me deparar com todas aquelas pessoas me aguardando, fiquei emocionada! Tive a consciência do tamanho da minha responsabilidade enquanto ser humano, pois, ajudando aqueles profissionais, estaria contribuindo para uma amplitude ainda maior de assistência, cujas ramificações chegariam a outras pessoas necessitadas deste amparo.

Cada uma daquelas pessoas acolhidas era um profissional mais forte e resiliente para seus pacientes, familiares e amigos do seu convívio. Às vezes, imaginamos ter que fazer algo grande, mas é plantando sementes, no decorrer das pequenas atitudes, que conseguiremos a abundância e amplitude destes frutos.

A minha intenção ali era me colocar à disposição para uma escuta acolhedora, e eu tive o enorme privilégio de presenciar os relatos mais lindos e emocionantes. A oportunidade da fala, de deixar escorrerem as angústias, medos, inseguranças, incertezas, receio da morte, em proporções avassaladoras, tudo isso ofereceu reconhecimento, validação das experiências e sentimentos, ajudando a restabelecer um sentido de identidade pessoal e dignidade, lembrando as pessoas de quem elas são, além da tragédia enfrentada.

Uma das profissionais teve covid-19 e o marido, que também é técnico em enfermagem, teve também, mas sem complicações. Retornaram ao trabalho, mas estavam com muito medo pelos amigos de trabalho que estavam na UTI. Ela me disse: "Como é difícil estar nessa situação, pois eu sempre cuidei de pacientes em estado grave, em cuidados paliativos, que morrem, mas, agora, parece que estou mais fragilizada, mais sensível".

Ela também compartilhou conosco, no grupo: "Teve um paciente idoso que eu não estava conseguindo puncionar a veia dele, porque ele estava muito debilitado e eu não queria gerar ainda mais sofrimento. Me emocionei quando disse para ele que eu sabia que a dor dele estava grande e ele caiu no choro...". E a profissional ficou com o sentimento de não ter conseguido ajudá-lo, pois não conseguiu finalizar o procedimento e precisou chamar uma outra profissional para dar continuidade.

Eu disse para ela: "Provavelmente, você conseguiu ajudar esse paciente idoso bem mais do que imagina, pois ele devia estar com mais dor em conter todo aquele sofrimento. E, quando você se emocionou, as suas lágrimas abriram uma brecha de possibilidade de aliviar a dor dele também".

A minha fala era sempre direcionada à imensa importância da presença de cada um deles naquele momento, pois mesmo que acreditassem não saber direito o que fazer, faziam toda a diferença para os pacientes que estavam recebendo os seus cuidados. Esses pacientes já tinham sido privados do contato com seus familiares de uma maneira abrupta, o que gera ainda mais insegurança e medo do inesperado. Porém, receber um sorriso com os olhos, aprender a se expressar de outras formas e também saber escutar com o coração eram recursos extremamente necessários para serenar aqueles indivíduos.

Esse foi o grande aprendizado que esse vírus nos trouxe: nos humanizarmos! O reconhecimento da importância de cada um da equipe, que muitas vezes passou despercebido pelo excesso de trabalho e pelas distrações sociais. Nesse momento de caos mundial, os profissionais da área da saúde foram considerados essenciais e cumpriram, de maneira brilhante, tamanha honra.

Cada um desses profissionais foi amorosamente disponível para as pessoas, ajudando-as a estarem presentes no que precisariam viver. Primeiramente, olhando para cada paciente como um ser sagrado e único.

Ajudar e encorajá-los a ocupar aquele espaço sagrado (que todos eles, da equipe de frente, tinham) foi um dos maiores desafios, pois era um lugar de força, de utilizar todos os recursos humanos para amenizar o pânico gerado pelos pacientes hospitalizados pela covid-19.

Foi a possibilidade de oferecer um espaço dentro de cada um deles para a leveza diante de uma enorme tragédia. E é nesse espaço que mora a potência de cada um de nós. Então, Carla, você está dizendo que, no meio de todo aquele caos, era possível encontrar leveza? Sim, foi possível! Mas como?

Esse espaço sagrado compartilhamos só com quem sabe escutar. O coração só fala com quem sabe escutar. Em situações de grandes crises, o que podemos fazer por nós mesmos é permitir que, num quarto escuro, entremos com uma marreta e abramos uma fresta de luz.

Abrir uma fresta de luz, muitas vezes, é uma situação de grande possibilidade de nos carregarmos espiritualmente. E é isso que faz com que tenhamos um sentido mais profundo de esperança. A esperança é a antítese do desespero, não da realidade. Segundo Cicely Saunders, "O sofrimento humano só é intolerável quando ninguém cuida".

Foram centenas de profissionais acolhidos, e eles puderam dar voz ao sofrimento que estavam segurando dentro de si. E dar voz ao sofrimento é colocar a dor para se movimentar, é muito curativo. "Ter alguém que escute com amorosidade e sem julgamento é reparador e acalenta a alma. É como receber o colo de mãe", disseram em um dos encontros.

Os relatos deles eram muito parecidos: sentiam cansaço, medo, insegurança quanto ao inesperado, dúvida se pegariam o vírus, se transmitiriam o vírus para outras pessoas, familiares... tinham medo de pegar e ficar em estado grave, como os colegas queridos, que eram saudáveis e, naquele momento, estavam em respirador mecânico e sem perspectivas de melhoras.

Reclamavam da falta de respeito das pessoas, ao saberem que eram profissionais da área da saúde e trabalhavam dentro dos hospitais, cuidando de pessoas com covid-19. Os próprios familiares ficaram com receio de serem contaminados por eles, gerando grandes preocupações e angústias.

Verbalizavam que sempre trabalharam com pessoas com doenças graves, principalmente naquele hospital que é referência no tratamento em cuidados paliativos, que não têm uma perspectiva de cura, e que a morte está mais próxima de acontecer, "mas agora é diferente, a morte está acontecendo cada vez mais perto e amanhã pode ser comigo, com meus pais, irmãos, marido, esposas, filhos...".

Estavam todos fragilizados e fixados no lado difícil daquela situação. E o meu trabalho com eles era direcionar o olhar para o outro lado de tudo aquilo: a grande oportunidade que se apresentava, a cada um deles, de fazerem a diferença na vida de todos os pacientes e familiares que precisassem dos seus conhecimentos e cuidados.

A oportunidade e o privilégio de ser essencial para a vida humana. De se colocar a serviço, com todos os instrumentos que lhe foram oferecidos. Nenhum comando de um barco desgovernado é dado a crianças imaturas. Se vocês foram convocados a essa missão, é porque vocês têm a capacidade de administrá-la.

A dor de um, quando colocada para fora, autoriza que a dor do outro também possa escorrer e ser acolhida pelo grupo todo.

Foi uma das emoções mais incríveis que já vivenciei nesses anos todos de profissão. Senti gratidão imensa pela oportunidade de estar a serviço do amor e da luz. De reconhecer a extensão do meu olhar, a disponibilidade para o outro e usufruir dessa imensa riqueza de experiência.

Ocupar esse lugar de ajuda efetiva, que possa chegar suave para encorajar a caminhada desses profissionais tão importantes, e para transformar e ressignificar o que realmente é sagrado nessa vida, é indescritível. No filme *Extraordinário* há uma fala que me lembra este momento: "A grandeza não está em ser forte, mas no uso correto da força. Grande é aquele cuja força conquista mais corações pela atração do próprio coração".

E, pensando na extensão dessa ajuda, compartilhando com uma das minhas pacientes sobre esse trabalho com os profissionais da saúde, ela se sentiu tocada por querer fazer algo por eles, sem ser identificada. Queria proporcionar algo para retribuir todo o trabalho intenso deles à comunidade.

Então, juntamente com a coordenação de humanização do hospital, verificamos a melhor maneira de viabilizar essa doação. O hospital aceitou a ajuda e abriu algumas possibilidades para que ela pudesse concretizar essa iniciativa, porque identificou que seria muito significativo para cada um dos profissionais.

Fiquei muito honrada nessa função de ponte, para que o reconhecimento carinhoso da minha paciente chegasse ao coração de todos os 370 colaboradores do hospital. Essa doação foi de caixas de bombons, pois eram lacradas e individualizadas. E cada embalagem de presente continha um bilhete: "Aos incansáveis zeladores da vida, nossos heróis da saúde, com carinho, imenso agradecimento e de coração infinitamente com vocês".

O impacto desta demonstração de afeto desta pessoa que preferiu se manter em anonimato foi incrível! A percepção é que cada um deles recebeu uma nova esperança para continuar a trabalhar naquele imenso desafio.

Nesse dia pude colaborar nessa entrega individual a um grupo de doze profissionais. Havia pessoas do centro cirúrgico que trabalhavam diretamente com Luciano — um enfermeiro que estava na UTI, com covid — e estavam muito impactadas com a gravidade do seu caso. E naquela madrugada tinham recebido a triste notícia da morte de outra colega enfermeira.

"A morte está cada dia mais próxima da gente", diziam. A manifestação do medo de ser com eles e com seus familiares era muito perceptível. Eles estavam muito sensibilizados, à flor da pele.

Também havia várias pessoas da nutrição, que trabalhavam diretamente com a Cristina, esposa do Luciano, que estava na UTI em estado grave. Todos relatavam que se sentiam muito assustados com a extensão da contaminação na área de atuação delas. Eram muitas colegas afastadas pela covid-19 e os colegas que estavam em terapia intensiva de cuidados.

Todos do grupo acolhido ficaram surpresos com o presente. Sentiram um aconchego amoroso, de alguém desconhecido, que aqueceu e nutriu o coração deles. Um dos depoimentos foi este: "Está todo mundo perguntando quem foi esse ser maravilhoso que nos proporcionou tamanho bálsamo!". Outro foi assim: "Nós do CIR (Centro Intensivo de Reabilitação) ficamos tão emocionados com esse gesto". Outros vieram: "Você não tem a dimensão do carinho que trouxe para a nossa alma. Principalmente para nós, terapeutas ocupacionais, que estávamos tão desanimadas com o nosso papel, na pandemia, foi muito lindo receber esse cuidado".

> Nenhuma pessoa conhece sua força moral antes de testar.
> São milhares aqueles que o mundo considera muito dignos e respeitáveis porque jamais foram submetidos à prova. (Helena Blavatsky – escritora russa)

Com esse rico aprendizado, pudemos refletir que os desafios não chegam para nos derrotar, mas para testar nossa capacidade de superação. E, que superação, de todos nós, envolvidos nessa pandemia de covid-19!

Se não praticarmos continuamente como avançar, mesmo nas piores circunstâncias, o medo cresce e a autoconfiança diminui. O importante é seguir adiante, sabendo que cada passo nos aproxima do ser humano melhor que podemos nos tornar.

Que possamos ser uma ponte para os que necessitam atravessar para o outro lado, uma luz para os que estão na escuridão e um remédio para quem está doente.

Café com lembranças

O processo de luto tem cinco fases.

O *café com lembranças* é uma ação de acolhimento ao luto dos familiares de pacientes falecidos no Hospital Estadual de Ribeirão Preto. Estamos no décimo ano desta ação tão especial, onde os familiares são convidados a voltar ao hospital para compartilharem a sua dor, sua gratidão e saudade de quem partiu.

O processo de luto é individual e não é possível se preparar para essa perda com antecedência, até porque a maioria das pessoas prefere nem pensar na morte.

Conceitualmente, temos cinco fases no processo de luto: negação, onde é difícil aceitar a realidade que se apresenta; a raiva, quando aparece a expressão da revolta; a negociação, em que as pessoas procuram barganhar estratégias diferentes para conseguir um resultado desejado, através da fé; a depressão, que é a tristeza profunda desta ausência; e a aceitação, que só acontece se todo o processo foi vivenciado com amorosidade e respeito pelo fluxo natural da nossa vida.

Colin Murray Parkes, psiquiatra e pesquisador sobre a natureza dos vínculos e perdas, nos diz que "o luto é o preço do amor".[9] Quanto mais amor você tem pela pessoa que partiu, mais dor você vai sentir pela sua ausência. Mas será a intensidade deste amor que te ajudará a seguir vivendo em honra a esse vínculo, que é eterno e não termina com a morte física.

Quando a morte acontece com alguém muito querido, experimentamos a sensação de nos tornarmos invisíveis por um tempo. É como atravessar um portal para uma dimensão completamente diferente da rotina, onde tudo é estranho e necessita de uma readaptação em todas as circunstâncias da nossa vida.

Se você perde a mãe, teremos que transitar pelo aprendizado de ser uma filha(o) órfã(o), assim como quando perdemos o pai. Se perdemos uma irmã ou irmão, experimentamos a ausência de compartilhar registros da nossa história, que tanto nos alegra e nos auxilia para as próximas fases do nosso desenvolvimento.

Se perdemos nossa(o) companheira(o) de casamento, teremos que trilhar o percurso sem aquele amparo e podemos sentir como perder as pernas; o chão pode nos faltar. Tudo parece sumir de cena, com a sensação de total desamparo.

Se a morte é de filhos, a experiência é mais complexa, pois desalinha o processo que conhecemos como natural,

9 PARKES, Colin Murray. *Luto:* estudos sobre a perda na vida adulta. São Paulo: Summus, 1998, p. 22-23.

no qual os mais velhos morrem primeiro e os mais novos teriam uma expectativa de vida maior.

A pessoa desaparece do seu olhar, mas continua dentro do seu coração, em um lugar bastante especial, preparado durante toda sua convivência com ela. Os momentos mais significativos podem ser separados como "pistas de amor", utilizadas para que vocês se reencontrem. O que mais sentiremos falta é do que somos aos olhos daquela pessoa que se foi. Você deixa de existir para alguém, mas a pessoa que partiu continua cada vez mais viva dentro de você.

A sensação de invisibilidade é um mecanismo de defesa, decorrente do próprio processo de aceitação da morte; uma tentativa de se deslocar desta situação que ainda não encontrou forma de se tornar suportável.

Não existe a possibilidade de apressar o processo de luto, pois cada um terá uma maneira de readaptação do existir a partir de uma ausência. Quando a morte acontece, temos a possibilidade de nascer de novo. O nosso olhar fica diferente, o nosso comportamento muda e a nossa rotina modifica completamente. Precisamos respeitar o processo da tristeza e redirecionar o nosso caminhar pela vida, dentro da possibilidade de readaptações que podemos sustentar.

O idioma da fragilidade pode ser o mesmo, mas o sotaque da dor se apresenta de maneira diferente. Não tem como comparar se uma dor é maior do que a outra; o sofrimento é único, com particularidades do amor vivido.

É impressionante como as conexões afetivas se multiplicam com o luto. Nos esforçamos para que a pessoa não desapareça, incorporando semelhanças em nós, algo que nos faça parecer com aquela pessoa querida que partiu.

É natural escutar da maioria das pessoas que elas dariam tudo para terem, novamente, alguns minutos da presença de alguém amado que morreu. Isso é uma demonstração do quanto as pessoas se arrependem de não terem usufruído mais das oportunidades de estarem presentes com as pessoas que amam.

Nessa oportunidade do *Café com lembranças*, a equipe de funcionários do hospital é aparelhada para *escutar*, com o coração, todo o desabafo; não desconsiderar nenhum relato, não julgar e não subestimar a versão, não prevendo o que será dito.

Como escreveu o poeta Rumi, "O divino fala no silêncio do coração, a escuta é o começo da oração".

Para acolher o luto, não é necessário usar a inteligência mental; a inteligência não faz diferença alguma no deserto de explicações sobre a morte. É preciso estar verdadeiramente presente para escutar de maneira amorosa, respeitando a dor exposta, oferecendo a oportunidade desta dor escorrer e se movimentar.

Primeiro, é preciso assentar as dores da perda; depois, expandir a capacidade de continuar vivendo com aquela ausência física — honrando, com a própria vida, a dedicação e amor daquela pessoa, por nós, durante a sua vida.

A saudade faz com que nos esforcemos para resgatar todos os ensinamentos aprendidos durante aquela convivência, confirmando o rastro do seu legado e entregando, mesmo com tristeza, o descanso merecido de quem partiu, mas que continuará vivo dentro de cada um de nós eternamente.

Esta ação é realizada pela equipe de profissionais do hospital de todas as áreas, médicos, enfermeiros, terapeutas ocupacionais, psicólogos, fisioterapeutas, equipe de apoio espiritual, área administrativa, da diretoria, da manutenção, da cozinha, da recepção, da portaria, enfim, todos que se disponibilizam a acolher as famílias no luto.

É preparado um delicioso café da manhã pela equipe de nutrição do hospital, enchemos balões para enfeitar o ambiente e depois serem soltos com mensagens para seus entes queridos que partiram. Funcionários tocam e cantam durante a ação, contribuindo para o acalento de muitos corações repletos de saudades.

Na parte inicial há as boas-vindas, a abertura desta ação que tenho a honra de realizar e a consciência da imensa responsabilidade que me é oferecida pelo hospital. Agradeço pela presença e pela confiança nos cuidados dedicados por nós, desta equipe, durante todo o período de internação de seus queridos, em sua fase mais delicada. Todos são recebidos pelo nosso coração com a amorosidade que retribuímos pela tamanha confiança de cada familiar presente.

É oferecido um espaço de fala aos familiares, quando a maioria se sente emocionada pelo privilégio desta escuta e oportunidade de agradecer a todo cuidado recebido pelos seus familiares durante o tempo que eles estiveram conosco.

Muitos familiares falam que sua mãe, seu pai, seu irmão ou sua irmã, seu marido ou sua esposa, seu filho ou sua filha receberam cuidado e tratamento de maneira muito especial por parte de todos os funcionários, desde a portaria até os médicos. E dizem que, neste hospital, eles não morreram, eles descansaram. Carpinejar nos lembra em seus versos que "paz não é esquecimento, paz é gratidão".

O luto não é doença, é um processo de ressignificar o amor naquela relação com a pessoa que partiu. Que ficou invisível aos olhos, mas não no coração. O luto pode durar toda a vida. Ele é feito de ondas. Ele pode se apresentar em ondas pequenas, na primeira semana depois da morte, ou uma onda imensa, muitos anos depois.

Você nunca vai saber como a morte ou a ausência vai vibrar dentro de você. A morte é quando você descobre como essa pessoa será lembrada, com alegria, tristeza, ressentimento ou gratidão.

Nós temos muitos momentos que não identificamos como morte, mas que não serão, nunca mais, possíveis de serem vivenciados, como quando você vive um momento feliz com seus pais, com seu marido ou sua esposa; quando você experimenta um sentimento incrível com seu filho, amigo ou parente.

Aquilo será impossível de se repetir. Ali, você deixou saudades. E, quando deixamos saudades, deixamos um pouco da sensação da nossa morte. Antes de aprender a morrer, temos que aprender a viver.

> Um veleiro passa na brisa da manhã e parte rumo ao oceano. Ele é a beleza, ele é a vida.
> Olho até vê-lo desaparecer no horizonte. Alguém diz ao meu lado: "Ele partiu". Partiu para onde? Partiu para longe do meu olhar, é tudo!
> Seu mastro continua alto. Seu casco ainda tem força para carregar sua carga humana.
> O desaparecimento total das minhas vistas está em mim, não nele. É exatamente quando alguém diz ao meu lado: "Ele partiu", existem outros que vendo-o aportar no horizonte e ir à sua direção, exclamam com alegria: "Ele está chegando!"
> Isto é a morte...
> (William Blake – poeta e pintor inglês)

Eu olho para a morte com respeito e leveza, como um ciclo que chega ao seu fim, algo que está sendo concluído e merece toda nossa reverência. Para pensar na morte de maneira leve, é preciso, também, ter coragem de viver uma vida mais leve.

E isso vem de quem consegue ter *ground*, ou seja, pés no chão, na própria história. A leveza de caminhar com segurança naquilo que a vida oferece, mesmo sabendo que não temos controle sobre nada, mas que teremos sempre a oportunidade das escolhas.

"É essa coragem de pisar na própria história, trilhando essa jornada de aprendizado da tua vida, como tua vida, tudo pode se tornar mais leve de chegar no final", como disse a Dra. Ana Claudia Quintana Arantes — médica, escritora e referência em cuidados paliativos.

Ter a consciência de que estamos todos aqui de passagem pode nos ajudar a viver de maneira mais intensa, a cada passo, usufruindo do tempo da nossa existência da melhor maneira possível, porque sabemos que ela acaba.

Ter conhecimento apenas sobre o que nos adoece, o que nos prejudica, o que nos faz sofrer não muda comportamento. Há tantas coisas erradas que as pessoas fazem (e têm conhecimento disso), como se alimentar mal, fumar, beber, trabalhar demais, não dormir direito, coisas que fazem mal à saúde, mas que elas continuam fazendo. Então, saber não muda comportamento.

O que muda o seu comportamento é o compromisso que você tem diante da sua vida. O compromisso de estar presente naquilo que é realmente importante, o que é sagrado para você.

Então, se você prioriza o que importa para a tua vida, tendo consciência de que ela acaba, você pode ter a chance de fazer boas escolhas. Todos nós estamos experimentando pela primeira vez o dia de hoje, com alegria, com tristeza, na falta ou na abundância, no amor ou na dor, na doença ou na saúde.

Quando estamos diante de uma vida que está terminando, há muita tristeza da despedida, mas também há muito amor e gratidão por tudo que foi vivido até aquele momento. Mesmo nos enfrentamentos mais difíceis podemos contemplar a dor salpicada de beleza e o som glorioso de uma alma acordando.

Epílogo

Cada pessoa descrita neste livro é um presente na minha vida como psicóloga e como ser humano. Em cada um desses encontros, tive o privilégio de afinar o meu instrumento mais precioso: o coração. Pedi a autorização aos familiares para compartilhar todas essas riquezas para que eu possa auxiliar em outros trabalhos, experiências e desenvolvimento pessoal de cada um dos leitores.

Tive o cuidado de proteger a identidade de muitos, usando nomes fictícios e preservando alguns detalhes referentes à doença ou ao tratamento, que não são relevantes aqui, pois o que realmente importa desses relatos compartilhados vem da oportunidade de adentrar esse território sagrado dos encontros, da escuta dos silêncios.

Uma vida que está concluindo sua trajetória guarda tesouros preciosos que podem auxiliar na transformação de outras vidas ao redor, com amorosidade e generosidade que, para muitos, só serão uma experiência possível no tempo de partir.

É muito interessante a capacidade de despertar o melhor de cada um no final da existência, quando a presença iminente da morte acontece. Quando se está perto da morte, a percepção do que realmente importa viver se intensifica. E tudo o que não acrescenta sentido para uma vida perde espaço, por mais que tenha sido valorizado no passado.

Nesse momento, além de seguir com o tratamento para amenizar as dores físicas, da falta de ar, é necessário que existam pessoas disponíveis para escutar os seus medos, suas vontades em relação a esse tempo de se despedir desta vida e retornar à verdadeira morada.

Em cada um desses encontros, percebo a grandeza do aprendizado que esses mestres disponibilizam para me ensinar o que realmente importa aprender sobre a vida. Essas pessoas já percorreram um grande trecho da vida, são especialistas, com um legado reconhecido para me mostrar o que lhes fez chegar até aquele momento com a grandeza de quem soube viver a própria história.

Me sinto imensamente honrada pelo privilégio da escuta e do acolhimento de tantas histórias entre o viver e o partir. Como escreveu Clarice Lispector, "A vida me fez de vez em quando pertencer, como se fosse para me dar a medida do que eu perco não pertencendo. E então eu soube: pertencer é viver".[10]

---

10 LISPECTOR, Clarice. *A descoberta do mundo*. Rio de Janeiro: Nova Fronteira, 1984.

FONTE FreightText Pro, Handsome Pro, Gibson
PAPEL Pólen Natural 80g/m²
IMPRESSÃO Paym

FSC
www.fsc.org
MISTO
Papel produzido
a partir de
fontes responsáveis
FSC® C133282